Derechos de Autor

Menos Azúcar, Más Enfoque

TABLA DE CONTENIDO

Introducción

Comer y nutrir no son lo mismo.

Comer puede ser una respuesta al hambre, a la rutina o al antojo; nutrir, en cambio, es un acto consciente de amor y responsabilidad hacia nuestro cuerpo. Como templos del Espíritu, cuidar lo que consumimos no solo tiene implicaciones físicas, sino también espirituales. Alimentarnos bien es honrar la vida que se nos ha dado y alinearnos con el propósito divino de salud y plenitud.

Este libro nace de una experiencia personal muy real. Durante años, luché con la niebla mental, el agotamiento, la ansiedad y la desconexión con mi propio cuerpo. Fue un proceso de prueba y error, de lágrimas, estudios y fe. Lo que encontrarás en estas páginas no es una teoría lejana ni una dieta pasajera: es el fruto de un proceso de transformación que quiero compartir contigo con honestidad, compasión y esperanza.

En los últimos años, la ciencia ha confirmado lo que muchos ya intuíamos: el exceso de azúcar no solo impacta el cuerpo, también nubla la mente. Diversos estudios han demostrado que una dieta alta en azúcares añadidos puede afectar negativamente la memoria, la concentración y la toma de decisiones. Investigaciones publicadas en Neuroscience y Nutritional Neuroscience han relacionado el consumo excesivo de glucosa con la inflamación cerebral, el deterioro cognitivo y la disminución del control emocional. Incluso se ha observado que una dieta alta en azúcares puede alterar la microbiota intestinal, lo que influye directamente en el estado de ánimo y la claridad mental a través del llamado "eje intestino-cerebro".

Los picos y caídas de glucosa en sangre afectan nuestro enfoque diario, generando lo que se conoce como niebla cerebral: esa sensación de lentitud mental, falta de energía y desorganización. Además, estudios de la Universidad de UCLA y la Universidad de Harvard han señalado que el azúcar puede influir en los centros cerebrales encargados de la toma de decisiones, haciendo más difícil resistir impulsos y planificar a largo plazo.

Por eso, este libro no es solo una guía de recetas. Es una herramienta de renovación. Comer con conciencia y reducir el azúcar no solo transforma tu cuerpo, sino que también te devuelve el enfoque, la energía y el equilibrio que tanto anhelas.

Para muchas mujeres, la pre-menopausia, la menopausia o el riesgo de diabetes implican desafíos únicos que afectan el cuerpo y las emociones. Muchos hombres también enfrentan cambios metabólicos, resistencia a la insulina o simplemente desean optimizar su salud. Este plan está diseñado para todos los que desean vivir con claridad, energía y propósito.

Menos Azúcar, Más Enfoque: 30 Días de Comidas Bajas en Carbohidratos es más que un recetario. Es una invitación a redescubrir lo que significa alimentarte con intención y amar tu cuerpo con cada decisión que tomas. Este enfoque promueve el consumo de vegetales, proteínas limpias, grasas saludables y carbohidratos en su forma más natural, apoyando así una mente más lúcida y un cuerpo más fuerte.

Una alimentación baja en carbohidratos puede ayudarte a:

- Estabilizar los niveles de azúcar en sangre
- Reducir la inflamación sistémica
- Apoyar la salud hormonal
- Mejorar la digestión y la microbiota intestinal
- Mantener un peso saludable
- Recuperar la energía y la claridad mental

Al iniciar este recorrido de 30 días, descubrirás que comer sano no significa renunciar al sabor, sino redescubrirlo en su forma más vibrante y restauradora. Cada receta es una oportunidad para sanar, enfocarte y vivir con intención.

Y lo mejor es que no tienes que hacerlo sola/o.

Te invito a unirte a nuestra comunidad privada en Facebook, donde seguimos este camino juntos:

www.facebook.com/groups/menosazucarmasenfoque

Allí te acompañamos con ideas, apoyo, motivación y mucha fe en que el cambio es posible.

¡Vamos juntos a comer menos azúcar para vivir con más enfoque!

DESAYUNOS QUE DESPIERTAN TU ENFOQUE

Comienza el día alimentando tu propósito

DESAYUNOS

Menos azúcar en la mañana. Más enfoque para el resto del día.

Lo que eliges para desayunar no solo afecta tu estómago… también afecta tu mente. Iniciar el día con un desayuno bajo en carbohidratos es una estrategia poderosa para tener más claridad, energía sostenida y decisiones conscientes desde temprano.

Cuando comenzamos la mañana con carbohidratos refinados como, pan blanco, cereales azucarados o productos de panadería, provocamos un pico rápido en los niveles de azúcar en sangre. Este pico va seguido de una caída abrupta que genera fatiga, irritabilidad, hambre temprana y niebla mental. Ese "sube y baja" de glucosa no solo agota tu cuerpo, también te roba el enfoque y la productividad.

Por el contrario, un desayuno bajo en carbohidratos, rico en proteínas, grasas saludables y vegetales, estabiliza la glucosa en sangre y mejora tu capacidad de concentración, memoria y autocontrol. Estudios en neurociencia nutricional han demostrado que los niveles elevados de azúcar pueden afectar negativamente la función cognitiva y el estado de ánimo, mientras que una alimentación baja en azúcares promueve una mente más clara y enfocada.

Este tipo de desayuno es especialmente transformador para quienes viven etapas como la premenopausia, la menopausia, la diabetes o la resistencia a la insulina, ya que ayuda a equilibrar el metabolismo y a evitar los altibajos emocionales que muchas veces acompañan esas condiciones.

Además, desayunar sin azúcar y con intención te conecta con tu propósito desde el primer bocado. No solo estás alimentando tu cuerpo, estás nutriendo tu enfoque, tu energía y tu propósito diario.

Desde un omelette de espinacas con aguacate hasta un smoothie verde con proteína vegetal, este libro te ofrece opciones sencillas, sabrosas y restauradoras para empezar el día con el pie derecho —y la mente clara.

Desayuna con propósito. Vive con enfoque.

Huevos Revueltos con Espinacas y Queso

Ingredientes (para 2 porciones):

- 2 huevos grandes

- 1 taza de espinacas frescas

- ¼ taza (30 gr) de queso rallado, puede ser cheddar o mozzarella o el de tu preferencia

- 1 cucharada de mantequilla ghee o aceite de aguacate

- Sal y pimienta al gusto, puedes usar comino o sofrito deshidratado

Instrucciones:

1. En un sartén, derrite la mantequilla ghee o calienta el aceite de aguacate a fuego medio.

2. Agrega las espinacas y cocina hasta que estén tiernas (1-2 minutos).

3. En un envase, bate los huevos con una pizca de sal y pimienta.

4. Vierte los huevos batidos en el sartén con las espinacas y mezcla suavemente hasta que estén cocidos a tu gusto.

5. Añade el queso rallado, mezcla para que se derrita y sirve de inmediato.

6. Puedes sazonar con sofrito deshidratado

Omelette de Jamón y Champiñones

Ingredientes (para 2 porciones):

- 6 huevos grandes
- 1 cucharada de yogur griego
- 4 oz del jamón de tu preferencia, cortado en cubos
- 1 taza de champiñones frescos, en rodajas
- 2 cucharadas de mantequilla o aceite de aguacate
- 1 taza (30gr) de queso rallado provolone (opcional)
- Sal y pimienta al gusto
- Sazón Everything Bagel

Instrucciones:

1. Calienta la mantequilla en un sartén a fuego medio.

2. Cocina los champiñones hasta que estén dorados.

3. Agrega el jamón y sofríe durante más o menos 1 minuto, retira del sartén y reserva.

4. En un envase, bate los huevos, el yogur con sal y pimienta. 5. Añade un poco de mantequilla nuevamente y vierte los huevos batidos en el sartén y cocina a fuego medio-bajo, puedes tapar el sartén para una cocción más rápida.

6. Cuando los huevos estén casi cocidos, voltealos y añade la mezcla de jamón y champiñones (y el queso, si lo usás).

7. Dobla el omelette por la mitad, añade un poco del queso rallado por encima y cocina un minuto más. Sirve caliente.

8. Decora con cilantro fresco y sazona con el Everything Bagel, si deseas.

Yogur Griego Natural con Nueces y Arándanos

(Blueberries)

Ingredientes (para 2 porciones):

- 1 ½ taza de yogur griego natural sin azúcar, de preferencia orgánico
- 1 cucharada de nueces picadas
- 1 cucharada de arándanos (blueberries) frescos
- 1 cucharadita de semillas de cranberry
- Opcional: unas gotas de extracto de naranja o edulcorante sin azúcar

Instrucciones:

1. Coloca el yogur griego en un tazón favorito.
2. En un sartén a fuego mediano, coloca las nueces y cocina moviendo constantemente hasta que estén tostadas, unos dos o 3 minuto, esto intensifica el sabor.
3. Añade las nueces picadas y los arándanos frescos por encima.
4. Si lo prefieres más dulce, agrega unas gotas de naranja o un poco de edulcorante.
5. Mezcla ligeramente y decora con las semillas de cranberry.
6. Discrete de este desayuno sensilla y nutritivo.

Aguacate Relleno con Huevo al Horno

Ingredientes (para 2 porciones):

- 2 aguacates grandes, cortados a la mitad y sin la semilla
- 4 huevos pequeños
- Sal, pimienta y las especias que más te gusten y a tu gusto
- Nueces tostadas
- ½ taza de yogur griego de tu sabor favorito
- ¼ taza fresas frescas

Instrucciones:

1. Precalienta el horno a 350°F (180°C).
2. Remueve un poco de la pulpa del aguacate para hacer espacio para poder cocinar el huevo.
3. En una bandeja con papel de hornear, coloca las mitades de aguacate.
4. En una taza rompe un huevo y viértalo en el aguacate y sazonar con sal y pimienta.
5. Hornea durante 12-15 minutos o hasta que los huevos estén cocidos a tu gusto.
6. Sirve caliente.
7. Acompaña con las nueces tostadas, el yogur griego y las fresas.

Chía Pudding con Leche de Almendra y Canela

Ingredientes (para 2 porciones):

- 3/8 taza de semillas de chía
- 2 tazas de leche de almendra sin azúcar
- ½ cucharadita de canela o a tu gusto
- Opcional: 2 dátiles, endulzas, añade sabor y fibra

Instrucciones:

1. Mezcla todos los ingredientes en dos recipientes con tapa.
2. Deja reposar en el refrigerador durante al menos 4 horas o toda la noche, revolviendo ocasionalmente.
3. Sirve frío y, si lo deseas, añade una pizca de canela extra encima.
4. Puedes decorar con fresas y almendras.
5. En casa, le añadimos las semillas de cranberry.

Tocino con Huevo Frito y Aguacate

Ingredientes (para 2 porciones):

- 4 tiras de tocino o Bacon, de preferencia sin azúcares añadidos
- 4 huevos grandes
- Sal y pimienta al gusto
- aguacate maduro
- Nueces de Macadamia
- Un chaffle, si quieres más proteína

Instrucciones:

1. Cocina el tocino o tocineta en un sartén a fuego medio hasta que esté doradito y crujiente. Retira y reserva.

2. En el mismo sartén, fríe los huevos al gusto.

3. Sirve el huevo junto al tocino caliente, medio aguacate y nueces de macadamia.

4. Si usas los chaffles, puedes hacer un sándwich y tostarlo con mantequilla en el sartén.

Chaffles (waffles de queso y huevo)

Ingredientes para 2 chaffles:

- 2 huevos grandes
- 1 taza de queso mozzarella rallado (puedes usar cheddar o una mezcla de quesos)
- 2 cucharadas de harina de almendra (opcional
- ½ de cucharadita de polvo para hornear (opcional, para que queden más esponjosos)

Instrucciones:

1. Precalienta tu máquina de waffles. Rociala con un poco de manteca, mantequilla o aceite para evitar que se peguen los chaffles. Yo uso un poco de la grasita que sale de la tocineta para darle un poco más de sabor.

2. En un envase, bate los huevos. Agrega el queso rallado, la harina de almendra y el polvo para hornear (si los estás usando). Mezcla bien hasta que obtengas una mezcla homogénea y todo este bien mezclado.

3. Vierte la mezcla en la máquina de waffles caliente, asegurándote de no sobrellenar para evitar que se desborde. Cocina por 3-4 minutos o hasta que estén dorados y crujientes.

4. Retira los chaffles con cuidado y sírvalos calientes. Puedes comerlos solos o acompañarlos con tus ingredientes o coberturas favoritas: aguacate, salsa, crema agria o incluso un poco de miel si prefieres algo dulce.

Notas:

- Si quieres un toque dulce, agrega ¼ cucharadita de azúcar de dátiles, una pizca de canela y unas gotas de extracto de vainilla a la mezcla.

- Para un chaffle más crujiente, deja que se enfríen un poco antes de servir.

Wrap de Col Rizada con Jamón y Queso Crema

Ingredientes (para 2 porciones):

- 4 hojas grandes de col rizada o lechuga romana
- 4 rebanadas de jamón, el de tu preferencia
- 4 cucharadas de queso crema a temperatura ambiente
- 2 dátiles
- ¼ taza de almendras tostadas

Instrucciones:

1. Unta el queso crema en las hojas de lechuga.
2. Coloca las rebanadas de jamón encima y enrolla como un wrap.
3. Sirve inmediatamente con un dátil y las almendras tostadas.
4. Puedes añadirle huevos revueltos, para más proteínas.

Tostada de Coliflor con Guacamole y Huevo

Ingredientes (para 2 porciones):

- 2 rebanadas de "pan" de coliflor
- 1 guacamole
- 2 huevos fritos, a tu gusto
- Sofrito deshidratado (opcional)

Instrucciones:

1. Corta una rebanada de la coliflor del tamaño de una tostada.
2. En un sartén con un poco de mantequilla, tuesta la rebanada de pan de coliflor, hasta que este doradita.
3. Sobre la tostada de coliflor, unta el guacamole.
4. Coloca el huevo frito encima y sirve caliente.
5. Sazonar con sal y pimienta y sofrito deshidratado.

Opcionales para enriquecer:

Añade nueces picadas o semillas de calabaza para dar textura.

Espolvorea queso rallado, puede ser parmesano, de cabra, feta.

Agrega tomates Cherry o cebolla morada en rodajas muy finas.

Noatmeal (sustituto de avena)

Ingredientes (para 2 porciones):

- 4 cucharadas de semillas de chía
- 4 cucharadas de harina de almendra
- 2 cucharadas de harina de coco
- 2 cucharadas de semillas de lino molidas
- 2 tazas de leche de almendras, sin azúcar)
- Endulzante a tu gusto, yo uso azúcar de dátiles
- Extracto de vainilla y canela al gusto

Instrucciones:

1. Mezcla todos los ingredientes en una cacerola.
2. A fuego mediano, mueve la "avena" hasta conseguir la consistencia deseada.
3. Sirve caliente, puedes añadirles frutas, frutas deshidratadas, nueces y espolvorea un poco de canela por encima.

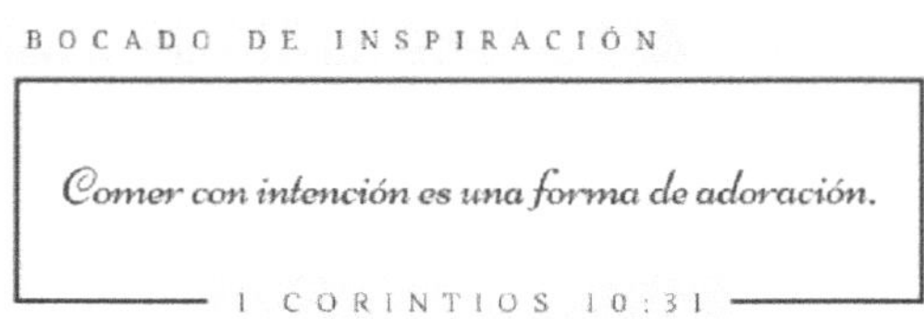

Tostadas Francesas

Ingredientes (para 2 porciones):

- 4 rebanadas de pan de canela bajo en carbohidratos,
- 2 huevos grandes
- 1/4 taza de leche de almendra sin azúcar o leche de coco
- 1/2 cucharadita de extracto de vainilla
- 1/2 cucharadita de canela molida
- 1/4 cucharadita de endulzante al gusto
- 1 cucharada de mantequilla o aceite de coco para cocinar

Instrucciones:

1. En un envase hondo, bate los huevos, la leche de almendra, la vainilla, la canela y el endulzante.
2. Remoja cada rebanada de pan en esta mezcla, asegurándote de que absorba bien el líquido por ambos lados.
3. Calienta una sartén antiadherente a fuego medio y derrite una pequeña cantidad de mantequilla o aceite de coco.
4. Coloca las rebanadas de pan remojadas en el sartén y cocina de 2 a 3 minutos por lado, hasta que estén doradas y cocidas.

Servir:

- Sirve las tostadas calientes, decoradas con frutos rojos, jarabe sin azúcar o miel y un espolvorea un poco de canela, a tu gusto.

Frittata con Espinacas y Queso

Ingredientes: (4 porciones)

- 8 huevos grandes

- 1/4 taza de crema para batir o yogur griego sin sabor

- 1 taza de espinacas frescas

- 1/2 taza de champiñones en rodajas (opcional)

- 6 tomates Cherry picados a la mitad

- 1/4 taza de cebolla picada

- 1/2 tazas de queso mozzarella rallado o tu queso de preferencia

- 2 cucharadas de queso parmesano rallado

- 2 cucharadas de aceite de oliva o mantequilla

- Sal, pimienta y paprika al gusto

Instrucciones:

1. Precalienta tu horno a 375°F (190°C).

2. Lava y corta las espinacas, champiñones y cebolla. Ralla los quesos.

3. En un sartén apto para horno, calienta el aceite de oliva o la mantequilla a fuego medio. Añade la cebolla y cocina hasta que estén doraditas. Agrega los champiñones y cocina por 3 minutos más, hasta que se vean tiernas. Finalmente, incorpora las espinacas, los tomates Cherry y cocina hasta que estén tiernas.

4. En un tazón grande, bate los huevos junto con la crema para batir o yogur griego. Añade sal y pimienta al gusto.

5. Vierte el huevo mezclado sobre los vegetales en la sartén. Asegúrate de que todo quede uniformemente distribuido. Espolvorea los quesos mozzarella y parmesano encima.

6. Coloca la sartén en el horno precalentado y hornea durante 12-15 minutos, o hasta que los huevos estén bien cocidos y ligeramente dorados en la superficie.

7. Retira del horno, con mucho cuidado, deja que se enfríe un poco, corta en porciones y sirve. Puedes acompañarla con una ensalada verde o aguacate.

Rollitos de Jamón y Queso con Aguacate

25

Ingredientes (para 2 porciones):

- 6 rebanadas de jamón bajo en carbohidratos
- 6 rebanadas de queso de tu preferencia
- 1 aguacate, en rebanadas finas
- Nueces pecanas (pecans)
- Fresas y arándanos frescos

Instrucciones:

1. Coloca una rebanada de aguacate en cada trozo de jamón y queso.
2. Enrolla cada uno y asegúralos con un palillo si es necesario.
3. Acompaña con nueces pecanas y frutas frescas.
4. Sirve frío.

Bol de Huevo y Aguacate con frutos secos

Ingredientes (para 2 porciones):

- 4 huevos duros

- 1 aguacate, en rebanadas

- Sal y pimienta al gusto

- Comino si te gusta

- ¼ taza de frutas deshidratadas

Instrucciones:

1. En una cacerola pon a hervir agua con un chorrito de vinagre hasta que comience el hervor, bajar el fuego a mediano. Agrega los huevos y dejalos cocinar por unos ocho minutos.

2. Pásalo por agua con hielo para que puedas pelarlo más rápido y fácil.

3. En un bol acomoda los huevos cortados por la mitad.

4. Acompaña con las rebanadas de aguacate y sazona al gusto.

5. Y añade los frutos secos con nueces o almendra.

Pancakes de Queso Crema con Tocino Caramelizado y Salsa de Mantequilla de Almendra

Ingredientes (para 2 porciones):

- 3 huevos
- 6 tocinos
- 2 oz de queso crema
- 1 cucharada de harina de almendra
- 1 cucharadita de polvo de hornear
- Canela al gusto
- Agave al gusto
- ½ de cucharadita de vainilla
- 1 cucharada de mantequilla de almendra sin azúcar

Instrucciones:

1. Corta el tocino en tiras, cocina hasta que estén crujientes y doraditos, añade el agave a tu gusto para caramelizar. Reservar.

2. En una licuadora mezcla los huevos, queso crema, harina de almendra, polvo de hornear, canela, vainilla y el agave, hasta tener una mezcla homogénea.

3. En una sartén antiadherente con un poco de mantequilla a fuego medio-bajo. Vierte la mezcla en porciones pequeñas y cocina unos 3 minutos por cada lado hasta que estén doraditos, reservar.

4. Derrite la mantequilla de almendra unos 15 segundos en el microondas.

5. En un plato, sirve una torre de pancakes, vierte la mantequilla de almendra y decora con el tocino caramelizado y nueces.

6. Puedes espolvorear un poco de canela y decora con una hoja de menta o frutas frescas.

Pancakes de Coco con Sirop sin Azúcar

Ingredientes (para 4 pancakes pequeños):

- 2 huevos grandes

- 2 cucharadas de harina de coco

- 1 cucharadita de polvo de hornear

- 1 cucharada de mantequilla derretida

- Sirop sin azúcar para servir

- Frutas frescas

Instrucciones:

1. Mezcla los huevos, la harina de coco, el polvo de hornear y la mantequilla hasta obtener una mezcla homogénea.

2. En una sartén antiadherente con un poco de mantequilla a fuego medio-bajo. Vierte la mezcla en porciones pequeñas y cocina unos 3 minutos por cada lado hasta que estén doraditos, reservar.

3. Sirve con sirop sin azúcar.

4. Añade frutas frescas, nueces.

Huevos Pochados con Espárragos

Ingredientes (para 2 porciones):

- 4 huevos grandes
- 12 espárragos frescos
- 1 cucharada de vinagre blanco
- Sal y pimienta al gusto
- Salsa Holandesa (te incluyo la receta)

Instrucciones:

1. Cocina los espárragos al vapor, o puedes cocinarlos en aceite de oliva, para mejor sabor.
2. Hierve agua en una cacerola y agrega el vinagre.
3. Rompe los huevos en el agua caliente y cocina durante 34 minutos.
4. Sirve los huevos sobre los espárragos y sazona al gusto.

Salsa Holandesa

Ingredientes:

- 3 yemas de huevo
- 1/2 tazas de mantequilla (derretida y tibia)
- 1 cucharada de jugo de limón
- Sal y pimienta al gusto

Instrucciones:

1. Baña las yemas al calor indirecto: En un recipiente resistente al calor, coloca las yemas y bate vigorosamente.
2. Calor a baño María: Coloca el recipiente sobre una olla con
agua caliente (sin que toque el agua). Sigue batiendo mientras se calientan las yemas, asegurándote de que no se cocinen demasiado.
3. Agrega la mantequilla: Lentamente, vierte la mantequilla tibia mientras bates constantemente. La mezcla comenzará a espesar.
4. Incorpora el jugo de limón y sazonar con sal y pimienta.

Ajusta la textura: Si queda muy espesa, añade unas gotas de agua caliente mientras sigue batiendo.

Queso Cottage con Fresas

Ingredientes (para 2 porciones):

1 taza de queso cottage

* 3 fresas en rebanadas

* Pistachos

Instrucciones:

1. Coloca el queso cottage en dos tazones.

2. Añade las fresas y los pistachos por encima y sirve.

Nota: Puedes añadirle ralladura de limón para intensificar los sabores. Además un chorrito de miel de abeja orgánica.

Revuelto de Col Rizada y Queso Feta

Ingredientes (para 2 porciones):

- 4 huevos grandes
- 2 tazas de col rizada picada
- ½ taza de queso feta desmenuzado
- 1 cucharada de aceite de aguacate
- Sal y pimienta al gusto
- Paprika para espolvorear al final

Instrucciones:

1. Calienta el aceite en un sartén a fuego medio.
2. Saltea la col rizada hasta que esté tierna.
3. Bate los huevos con sal y pimienta y agrégalos al sartén.
4. Cocina hasta que estén listos y añade el queso de tu preferencia al final.
5. Espolvorea paprika y sirve con unas rebanadas de aguacate.

Huevos al Horno con Queso Parmesano

Ingredientes (para 2 porciones):

- 4 huevos grandes
- 4 cucharadas de queso parmesano rallado, de buena calidad
- Sal y pimienta al gusto
- Sofrito deshidratado

Instrucciones:

1. Precalienta el horno a 350°F (180°C).
2. Coloca los huevos en un recipiente pequeño para horno.
3. Espolvorea el queso parmesano encima y hornea durante 12-15 minutos.
4. Retira del horno con cuidado y espolvorea un poco de sofrito deshidratado para aumentar el sabor.

Bagel

Ingredientes:

- 2 tazas de harina de almendra
- 1 cucharada de polvo para hornear
- ¼ cucharadita de ajo en polvo (opcional, para sabor salado)
- 2 ½ tazas de queso mozzarella rallado
- 2 oz de queso crema
- 2 huevos grandes
- Semillas de sésamo, amapola o todo-Bagel seasoning, cranberry seeds (opcional)

Instrucciones:

1. Precalienta el horno a 375°F (190°C) y cubre una bandeja de horno con papel para hornear.
2. En un bol, combina la harina de almendra, el polvo para hornear y el ajo en polvo (opcional).
3. En un bol apto para microondas, mezcla el queso mozzarella y el queso crema. Calienta por intervalos de 30 segundos hasta que estén completamente derretidos y bien mezclados.
4. Añade los huevos a la mezcla de quesos derretidos, batiendo rápidamente para que no se cocinen. Luego, incorpora los ingredientes secos y mezcla hasta que se forma una masa homogénea.
5. Divide la masa en 6 porciones. Forma una bola con cada porción y con los dedos haz un agujero en el centro con los dedos. Colocalos en la bandeja.
6. Puedes, espolvorea semillas o condimentos sobre los bagels antes de hornear.
7. Lleva al horno por 12-15 minutos, o hasta que estén dorados y firmes al tacto.

Opcional: Puedes barnizar con huevo batido antes de agregar las coberturas, para darles un acabo más brillante y dorado.

Bagel con Salmón y Queso Crema

Ingredientes (para 2 porciones):

- 2 bagels
- 4 oz de salmón ahumado
- 4 cucharadas de queso crema a temperatura ambiente
- 1 cucharada de Alioli

Instrucciones:

1. Tuesta el Bagel keto.
2. Unta el queso crema y coloca el salmón encima.
3. Acompaña con la Salsa Alioli.

Salsa de Alioli:

Ingredientes (1 taza):

- huevo

- 1 diente de ajo pequeño

- 1 taza de aceite de oliva

- 1 cucharada de jugo de limón

Instrucciones:

1. Coloca el huevo, ajo, jugo de limón y sal en un envase alto.

2. Añade el aceite sin mover los ingredientes.

3. Con una batidora de mano, mezcla desde el fondo sin moverla por 10 segundos. Luego sube lentamente hasta que todo esté cremoso.

4. Traspasa la salsa a un envase con tapa y unta en tu Bagel con salmón.

Tazón de Aguacate, Huevo y Queso

Ingredientes (para 2 porciones):

- aguacate picado a la mitad
- 4 huevos
- ¼ taza espinacas
- ¼ taza de champiñones
- ½ taza de queso rallado
- Fresas

Instrucciones:

1. En un sartén añade un poco de mantequilla, las espinacas y los champiñones hasta que estén amortiguados, unos 3 0 4 minutos.
2. Añade los huevo batidos y sazonados con sal y pimienta y mueve hasta que estén los huevos revueltos al termino que te guste.
3. Sirve en un tazón, añade el huevo revuelto, el queso rallado, por un ladito acomoda el aguacate en rebanadas y las fresas.
4. Disfruta con almendras o nueces.

Crepes de Harina de Almendra con Frutos Rojos

Ingredientes (para 2 crepes):

- 2 huevos grandes
- 2 cucharadas de harina de almendra
- ¼ cucharadita de goma Xantana
- ¼ taza de frutos rojos
- Opcional: endulzante sin azúcar o azúcar de dátiles

Instrucciones:

1. Mezcla los huevos con la harina de almendra y con el xantana.
2. Cocina pequeñas porciones en un sartén antiadherente a fuego mediano.
3. Rellena con frutos rojos y sirve.

Huevos Rancheros

Ingredientes (para 2 porciones):

- 2 huevos fritos
- ¼ taza de jamón picadito en cubitos
- 2 cucharadas de salsa keto (próxima receta)
- 1 cucharada de queso rallado
- 2 hojas de lechuga romana

Instrucciones:

1. En un sartén a temperatura mediana, fríe los huevos a tu gusto.
2. Enjuaga tus lechugas con agua fría y dejalas reposar unos minutos en agua con hielo para que estén más crujientes.
3. Coloca los huevos fritos sobre la hoja de lechuga.
4. Añade la salsa y el queso rallado.

Salsa Ranchera

Ingredientes:

- 4 tomates grandes o 6 pequeños,

- 1 chile jalapeño o serrano

- 1/4 de cebolla blanca

- 2 dientes de ajo

- ½ taza de caldo de pollo o agua

- 2 cucharadas de aceite de oliva o Manteca

- 1/2 cucharadita de comino en polvo

- 1/2 cucharadita de orégano seco

- Sal y pimienta al gusto

- Cilantro fresco para decorar (opcional)

Instrucciones:

1. Coloca los tomates, chile, cebolla y los ajos en un sartén caliente (sin aceite) o sobre una parrilla. Asalos hasta que estén ligeramente tostados por fuera y tiernos por dentro.

2. En una licuadora, coloca los tomates asados, el chile, la cebolla, el ajo, el caldo de pollo, el comino, el orégano, sal y pimienta. Licúa hasta obtener una textura suave o deja trozos pequeños si prefieres una salsa más rústica.

3. En un sartén, calienta la manteca. Vierte la salsa licuada y cocina a fuego medio por 5-7 minutos, moviendo ocasionalmente, hasta que espese ligeramente.

4. Prueba la salsa y ajusta la sal y pimienta según tu gusto.

5. Decora con cilantro fresco si lo deseas y sirve caliente sobre huevos, carne, pollo o cualquier plato keto-friendly.

Revoltillo Estilo Texas

Ingredientes (2 porciones):

- 4 huevos grandes

- 1/4 taza de leche de almendras sin azúcar (opcional, para mayor esponjosidad)

- 1/2 taza de cebolla morada, finamente picada

- 1/2 taza de pimiento verde y rojo, picados

- 1 jalapeño, finamente picado (opcional)

- 1/2 taza de espinacas frescas, picadas

- 1/2 taza de aguacate en cubos (para servir)

- 1/2 taza de chorizo sin azúcar, en cubos pequeños

- 1/2 taza de queso cheddar rallado

- Sal y pimienta al gusto

- 1 cucharada de aceite de oliva o mantequilla ghee

Instrucciones:

1. En un tazón, bate los huevos junto con la leche de almendras (si la usas), sal y pimienta.
2. En un sartén grande, derrite la mantequilla o añade el aceite de oliva a fuego medio.
3. Añade la cebolla, los pimientos. Sofríe hasta que estén tiernos.
4. Incorpora las espinacas y el chorizo. Cocina por 2-3 minutos adicionales.
5. Baja el fuego a bajo y comienza a añadir los huevos batidos sobre los vegetales.
6. Cocina lentamente, moviendo suavemente con una espátula, hasta que los huevos estén casi cocidos.
7. Agrega el queso cheddar y mezcla hasta que se derrita.
8. Sirve caliente y acompaña con los cubos de aguacate.

Muffin de Chocolate y Nueces

Ingredientes (para 2 muffin):

- 4 cucharadas de harina de almendra
- 2 cucharadas de cacao en polvo sin azúcar
- 2 cucharaditas de nueces picadas
- 2 huevos pequeños

Instrucciones:

1. Tuestas las nueces picadas en un sartén a fuego mediano alto para aumentar su sabor.
2. Mezcla todos los ingredientes en un recipiente apto para microondas.
3. Cocina en el microondas durante 1-2 minutos.
4. Sirve con frutas frescas y más nueces.

ALMUERZOS CON PROPÓSITO

Sacia tu cuerpo. Enciende tu mente

Almuerzos

Menos azúcar al mediodía.

Más enfoque para el resto del día.

El almuerzo es ese punto medio entre lo que ya hiciste y lo que aún te queda por lograr. Elegir almuerzos bajos en carbohidratos no es solo una decisión alimenticia, sino una estrategia consciente para mantener la mente clara, el cuerpo activo y el enfoque encendido durante toda la tarde.

Reducir el "azúcar" al mediodía ayuda a evitar la clásica fatiga vespertina, los antojos repentinos y esa sensación de pesadez mental que muchas veces nos desconecta de nuestro propósito. Comer con intención en esta parte del día mejora no solo tu metabolismo, sino también tu toma de decisiones, tu productividad y tu bienestar integral.

Aquí tienes 10 razones poderosas para hacer del almuerzo un momento de enfoque y nutrición real:

1. Estabiliza los niveles de azúcar en la sangre

2. Mejora la saciedad y controla el apetito

3. Promueve la pérdida o el mantenimiento del peso

4. Favorece una digestión saludable

5. Incrementa la energía sostenida

6. Apoya la salud cerebral y la claridad mental

7. Reduce la inflamación

8. Controla los triglicéridos y mejora la salud cardiovascular

9. Previene la fatiga emocional y física de la tarde

10. Promueve una relación más consciente con la comida

Almorzar con menos azúcar es una forma sencilla de reconectar contigo y con lo que realmente importa. En esta sección, encontrarás recetas que no solo te nutren... también te devuelven el enfoque.

Ensalada César con Pollo (sin crotones)

Ingredientes (para 2 porciones):

- 2 pechugas de pollo, a la parrilla o al horno
- 2 tazas de lechuga romana picada
- 2 cucharadas de aderezo César bajo en carbohidratos
- 2 cucharadas de queso parmesano rallado

Instrucciones:

1. Sazona las pechugas a tu gusto.
2. Cocina las pechuga de pollo al sartén, a la parrilla u hornéela.
3. Coloca la lechuga en un plato.
4. Corta el pollo en trozos pequeños.
5. Añade el pollo en trozos, el queso parmesano y el aderezo.
6. Mezcla bien y sirve.

Nota: Sustituye los crotones por chicharrón para añadirle algo crocante a la ensalada.

Tacos de Lechuga con Carne Molida

Ingredientes (para 2 tacos):

- 4 oz de carne molida magra, cocida y sazonada para tacos
- 2 hojas grandes de lechuga romana
- 2 cucharadas de queso rallado
- 2 cucharadas de guacamole
- Crema agría (opcional)

Instrucciones:

1. Cocina la carne molida a tu gusto.
2. Sazonar la carne con el sazón de tacos.
3. Rellena cada hoja de lechuga con carne molida.
4. Añade queso y guacamole encima y crema agría.
5. Sirve de inmediato.

Sazón para Tacos (8oz de sazonador):

Ingredientes:

- cucharadita de chile en polvo
- cucharadita de comino en polvo
- ½ cucharadita de paprika
- ¼ cucharadita de cebolla en polvo
- ¼ cucharadita de ajo en polvo
- ¼ cucharadita de orégano seco
- 1/8 cucharadita de pimienta cayena (opcional)
- Sal y pimienta a tu gusto

Instrucciones:

1. Mezcla todos los ingredientes en un recipiente, úsalo inmediatamente y guarda el resto en un contener hermético.

Pechuga de Pollo con Brócoli al Vapor

53

Ingredientes (para 2 porciones):

- 2 pechugas de pollo

- 2 tazas de brócoli fresco

- 2 cucharadas de aceite de oliva

- Sal y pimienta al gusto

- Sofrito deshidratado

Instrucciones:

1. Adoba las pechugas de pollo y cocina a la plancha o al horno hasta que este doradita y alcance los 165F.

2. Cocina el brócoli al vapor hasta que esté tierno.

3. Sirve el pollo con el brócoli y rocía con aceite de oliva.

3. Espolvorea un poco de sofrito en polvo para aumentar el sabor.

Hamburguesa

Ingredientes:

- 6 oz de carne molida (res o mezcla con cerdo)
- 1 cucharada de mayonesa de aguacate
- 1 cucharadita de mostaza Dijon
- ½ cucharadita de ajo en polvo
- ½ cucharadita de cebolla en polvo
- Sal y pimienta al gusto
- 1 cucharada de mantequilla o aceite de aguacate (para cocinar)

Para formar la hamburguesa:

- 2 hojas grandes de lechuga (tipo iceberg o romana)
- 2 rodajas de tomate
- 2 rodajas de pepinillos
- 1 rebanada de queso cheddar o el de tu preferencia
- 1 cucharada de mayonesa de aguacate
- 1 huevo frito o aguacate en rodajas (opcional)

Instrucciones:

1. En un bol, mezcla la carne molida con la mayonesa, mostaza, ajo en polvo, cebolla en polvo, sal y pimiento y dale la forma hamburguesa.

2. Calienta un sartén con mantequilla a fuego medio-alto.

3. Cocina la hamburguesa por 3-4 minutos por lado o hasta que alcance el término deseado. Coloca el queso, para que se derrita.

4. Usa las hojas de lechuga como sustituto del pan.

5. Coloca la hamburguesa con queso dentro y agrega tomate, pepinillos y aderezos al gusto.

6. Si lo deseas, añade un huevo frito o aguacate para más sabor y grasas saludables.

7. Asegura la hamburguesa con un palillo.

8. Acompaña con chips de queso keto y frutos rojos.

Salmón a la Plancha con Espárragos

Ingredientes (para 2 porciones):

- 2 filetes de salmón, que no tengan piel
- 12 espárragos frescos
- 2 cucharadas de mantequilla
- Sal y pimienta al gusto
- Ajo a tu gusto
- Limón y la ralladura, separados
- Sofrito en polvo para decorar y sazonar al final

Instrucciones:

1. Marina el salmón con el ajo, la sal y pimienta con el jugo de limón por unos 30 minutos.
2. Cocina el salmón en un sartén con mantequilla a fuego medio.
3. Cocina los espárragos en el mismo sartén aprovechando el sabor y el aceite marinado.
4. Sirve el salmón con los espárragos.
5. Exprime un poco de limón por encima.
6. Decora con rebanadas de limón, sofrito en polvo y la ralladura del limón.

Rollitos de Lechuga con Pollo y Aguacate

Ingredientes (para 4 porciones):

- 8 hojas grandes de lechuga romana (1g carbohidratos)
- 2 pechugas de pollo, en tiras (puedes usar caderas)
- ½ cucharadita de ajo en polvo
- ½ cucharadita de orégano seco
- ½ cucharadita de comino en polvo
- Sal y pimienta, a tu gusto
- ½ taza de espinacas frescas
- ¼ taza queso cheddar con trufas desmoronado
- Aceitunas Kalamata (opcional)
- 2 cucharadas de "Sun Dried Tomatoes"
- 1 limón, el jugo que usaremos en dos pasos diferentes
- ½ taza de yogur griego natural y sin azúcar
- Eneldo seco a tu gusto
- Aguacate

Instrucciones:

1. En un envase, mezcla las espinacas, queso, aceitunas, "SunDried Tomatoes" y 1 cucharada de jugo de limón y ralladura de este.

2. Corta las pechugas en tiras y sazona con ajo, orégano, comino, sal y pimienta.

3. En un sartén a temperatura medio-alto cocina las tiras de pollo hasta que estén doraditas y estén bien cocinadas. Unos 3 -4 minutos por cada lado dependiendo del tamaño.

4. Mezcla el yogur griego, una cucharada de jugo de limón, ajo, eneldo, sal y pimienta y mezcla bien.

5. Coloca dos hojas de lechuga, añade el pollo, un poco del relleno de espinacas y enrolla la lechuga como un wrap.

6. Corta a la mitad y añade por encima la salsa de yogur y acompaña con aguacate. También puedes añadir "all bagel season".

Pargo al Horno con Majado de Coliflor

Ingredientes (para 2 porciones):

- 2 filetes de pargo (chillo/red snapper)

- Ajo fresco, al gusto

- Sal y Pimienta

- Aceite de Oliva extra virgen

- 2 cucharadas de cilantro fresco picado

- 1 Limón, usaremos el jugo y la ralladura

- 2 tazas de coliflor, cocinada al vapor

- 2 cucharadas de queso ricota o yogur griego sin sabor

- 2 cucharadas de mantequilla

Instrucciones:

1. En un envase combina el ajo, el aceite de oliva, sal y pimienta, el cilantro, y el jugo de limón y marina los filetes por unos 30 minutos en el refrigerador.
2. Cocina el pargo al horno a 350°F (180°C) durante 20-25 minutos, dependiendo del tamaño.
3. En un procesador de alimentos mezcla con coliflor cocinada, el queso ricota y la mantequilla y procesa hasta conseguir un majado cremoso.
4. Sirve el majado y coloca el filete encima y decora con la ralladura del limón para acentuar los sabores.

Nota: Puedes agregar salsa de aguacate para añadir y mejorar las grasas saludables.

Ensalada Griega con Queso Feta

Ingredientes (para 2 porciones):

- 2 tazas de lechuga romana
- 1 taza de queso feta
- ½ de pepino, en rodajas
- Aceitunas negras
- Cebolla en rodajas
- Nueces tostadas y en trozos
- 4 cucharadas de yogur griego sin sabor
- 2 cucharaditas de jugo de limón
- Sal y pimienta al gusto
- 1 cucharadita de sumac o a tu gusto

Instrucciones:

1. En un tazón añade y mezcla la lechuga, el queso feta y el pepino, las rodajas de cebolla, las aceitunas y las nueces.
2. En otro envase mezcla bien el yogur griego, el jugo de limón y el sumac, mezcla y sal pimienta al gusto.
3. Añade el aderezo y mezcla bien.
4. Sirve con tu proteína favorita.

Pollo al Curry con Coliflor

Ingredientes (para 2 porciones):

- 16 oz de pollo, en cubos
- 2 cucharadas de pasta de curry que sea baja en carbohidratos
- 1 cucharada de aceite de ajonjolí
- 2 tazas de coli-arroz
- ¼ taza de cebolla morada
- ¼ de cucharadita con jengibre rallado
- 1 ajo rallado
- 1 cucharada de Amino Coco
- Cebollines
- 2 huevos revueltos

Instrucciones:

1. Cocina el pollo en un sartén con la pasta de curry.

2. En otro sartén añade el aceite de ajonjolí y sofríe la cebolla, con el jengibre y el ajo por uno o dos minutos.

3. Añade el coliarroz, mezcla todo bien.

4. Añade el amino coco, mezcla bien hasta cubrir todo.

5. Añade los huevos revueltos.

6. Sirve el pollo con la pasta de curry y encima el arroz.

7. Decora con cebollines.

Calabacines Rellenos de Carne y Queso

Ingredientes (para 2 porciones):

2 calabacines medianos

- 1 libra de carne molida
- 1 cucharada de sofrito
- Sal y pimienta al gusto
- 1 cucharadita de comino
- 1 cucharadita de paprika
- 1 cucharadita de cúrcuma
- Orégano a tu gusto y opcional
- 2 cucharadas de queso mozzarella rallado

Instrucciones:

1. Precalienta el horno a 350°F (180°C)
2. Corta los calabacines en rebanadas a lo largo y retira un poco de la pulpa.
3. En una cacerola temperatura mediana, sofríe el sofrito, comino, paprika, cúrcuma y el orégano. Recuerda frotar el orégano antes de añadirlo para activar un sabor más intenso.
4. Añade la carne molida y cocina completamente.
5. Rellena los calabacines con la carne molida y el queso.
6. Hornea a durante 15 minutos.

Wrap de Col con Pavo y Mostaza

Ingredientes (para 2 porciones):

2 hojas grandes de col

- 6 oz de pavo cocido, en rebanadas

- Queso Gouda

- 1 cucharada de mostaza Dijon

- ½ taza de fresas

- ¼ taza de almendras

Instrucciones:

1. Extiende las hojas de col y coloca el pavo y el queso gouda en el centro.

2. Unta con mostaza, enrolla y sirve con las fresas y las almendras.

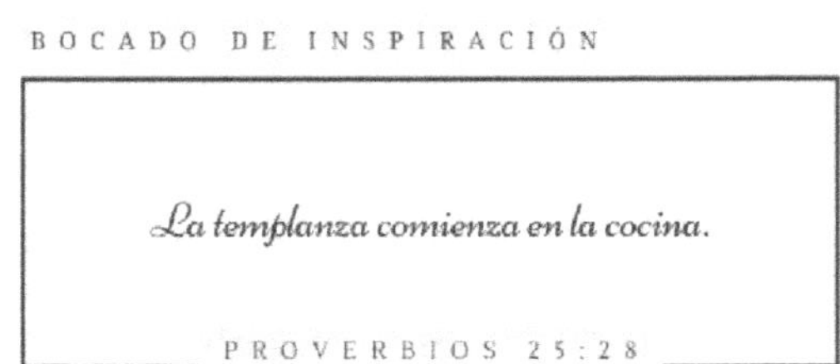

Sopa de Brócoli y Queso

Ingredientes (para 2 porciones):

- 4 tiras de tocineta, cortada en tiritas
- 2 tazas de brócoli picado
- 2 tazas de caldo de pollo bajo en carbohidratos
- ¼ taza de queso cheddar rallado
- 1 aguacate

Instrucciones:

1. Cocina las tiritas de tocineta hasta que estén crujientes y retira.
2. Añade el brócoli en el caldo hasta que esté tierno. Recuerda dejar un pedacito para decorar.
3. Licúa hasta obtener una textura suave y añade el queso cheddar.
4. A fuego o temperatura baja, cocina hasta que el queso se derrita.
5. Sirve en un tazón y decora con la tocineta, un poco del brócoli, un poco de queso.
6. Acompáñalo con un aguacate.

Pechuga de Pavo con Ensalada de Aguacate

Ingredientes (para 2 porciones):

- ½ pechuga de pavo al horno
- Sal y pimienta
- Aceite de oliva
- Una ramita de tomillo
- ½ aguacate, en cubos
- 1 taza de lechuga mixta
- ½ taza de tomates Cherry, picados a la mitad
- 2 cucharadas de aceite de oliva
- 1 cucharada de jugo de limón
- Sal y pimienta
- Un poco de pimienta cayena a tu gusto

Instrucciones:

1. Precalienta el horno a 350°F (180°C).

2. Pica la pechuga a la mitad para acelerar la cocción. Sazonar con sal y pimienta y un chorrito de aceite de oliva o mantequilla, cubre con el tomillo.

3. En una bandeja para el horno, cocina por unos 30 minutos a 350F, volteando a la mitad del tiempo. Recuerda la temperatura del pavo debe llegar a 165°F.

4. En una taza mezcla el aceite de oliva, el jugo de limón, la sal y pimienta, la pimienta cayena hasta formar una emulsión

5. En un tazón mezcla la lechuga y el aguacate.

6. En un plato sirve la lechuga, el aderezo y coloca la pechuga de pavo cortada en tiritas.

Albóndigas en Salsa de Tomate

Ingredientes (para 4 porciones):

- 1 libra de carne molida de res o la de tu preferencia
- 4 cucharadas de harina de almendra
- 1 huevo batido
- ½ taza de salsa de tomate sin azúcar
- Especias al gusto
- Fideos de calabacín
- Queso Parmesano rallado

Instrucciones:

1. Mezcla la carne molida con la harina de almendra y el huevo batido y forma albóndigas.
2. Cocina las albóndigas en un sartén y añade la salsa de tomate.
3. Cocina a fuego lento durante 10 minutos.
4. Añade los fideos, mezcla y sirve.
5. Decora con queso parmesano y Italian Seasoning.

Chuleta de Cerdo con Espinacas Salteadas

Ingredientes (para 2 porciones):

- 4 chuletas de cerdo, sazonadas a tu gusto
- 4 tazas de espinacas frescas
- 4 champiñones en rebanadas
- 1 cucharada de aceite de oliva
- 1 aguacate

Instrucciones:

1. Cocina las chuletas de cerdo a la parrilla o en un sartén o en la freidora de aire hasta que lleguen a 165F y doraditas.
2. Corta el aguacate en rebanadas.
3. Saltea en el aceite de oliva, las espinacas y los champiñones por unos dos o tres minutos.
4. Sirve como acompañamiento.

BOCADO DE INSPIRACIÓN

Decidir bien, incluso en lo pequeño, honra a Dios.

LUCAS 16:10

Pollo a la Parrilla con Ensalada de Arúgula

Ingredientes (para 2 porciones):

- 2 pechugas de pollo
- 1 cucharada de aceite de oliva
- ½ cucharada de paprika
- ½ cucharadita de ajo en polvo
- ½ cucharadita de cebolla en polvo
- ½ cucharadita de jugo de limón
- Orégano a gusto
- Sal y pimienta al gusto
- 2 tazas de arúgula fresca
- 2 cucharadas del aderezo de limón y aceite de oliva
- All Bagel Seasoning

Instrucciones:

1. En un envase mezcla el aceite de oliva, el jugo de limón, el orégano, paprika, ajo en polvo, cebolla en polvo, sal y pimienta.
2. Marina el pollo por unos 10 minutos.
3. Cocina el pollo en una parrilla o en un sartén, hasta que esté bien cocinado y doradito.
4. Coloca el pollo sobre la arúgula y rocía con el aderezo.
5. Decora con All Bagel Seasoning.

Pizza de Coliflor Casera

Ingredientes (para 1 porciones):

- 1 base de pizza de coliflor
- ¼ taza de salsa de tomate sin azúcar
- ¼ taza de queso mozzarella rallado
- Jamón
- Pepperoni
- Tocineta
- Albahaca fresca

Instrucciones:

1. Coloca la salsa de tomate y el queso sobre la base de coliflor y los ingredientes para cubrir de tu preferencia.
2. Hornea a 400°F (200°C) durante 10-15 minutos.

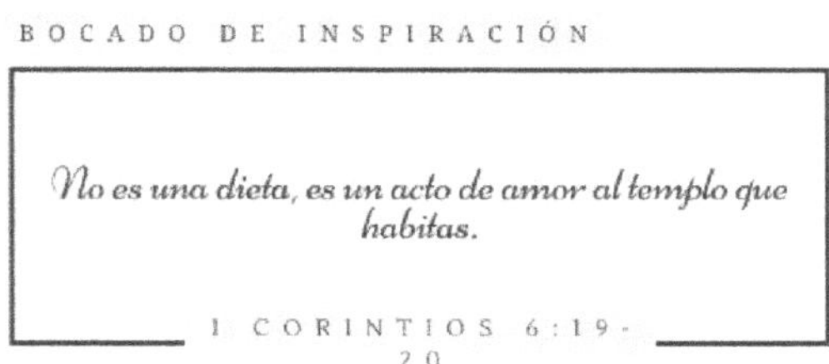

Base de Pizza de Coliflor Súper Fácil

Ingredientes:

- 1 coliflor mediana (aprox. 3 tazas ralladas)
- 1 huevo
- ½ taza de queso mozzarella rallado
- 2 cucharadas de queso parmesano (opcional para más sabor)
- ½ cucharadita de sal
- ½ cucharadita de ajo en polvo (opcional)
- ½ cucharadita de orégano seco

Instrucciones:

1. Precalienta el horno a 425°F (220°C) y cubre una bandeja de hornear con papel pergamino.

2. Ralla la coliflor o utiliza el procesador de alimentos para conseguir una textura tipo arroz.

3. Cocina al vapor la coliflor rallada por 5-6 minutos hasta que esté suave. Deja enfriar un poco.

4. Escurre bien la coliflor usando un paño de cocina limpio o toalla para quitar el exceso de agua. ¡Este paso es clave para que quede firme.

5. Mezcla en un bol la coliflor escurrida con el huevo, el queso mozzarella, el parmesano, la sal y los condimentos.

6. Extiende la mezcla sobre la bandeja formando un círculo de pizza de aprox. ½ pulgada de grosor.

7. Hornea durante 20-25 minutos, hasta que los bordes estén doraditos.

8. Agrega tus ingredientes favoritos (salsa baja en azúcar, queso, vegetales, proteínas) y hornea por 10 minutos más.

Nota: Para una versión más firme, puedes hornear la base sola 5 o 10 minutos adicionales antes de añadir los toppings.

Ensalada de Atún con Huevo Hervido

Ingredientes (para 2 porciones):

2 latas de atún en agua, escurrido

- 2 huevos duros, picados
- 2 cucharadas de mayonesa baja en carbohidratos
- 2 tazas de lechuga mixta

Instrucciones:

1. Mezcla el atún, el huevo y la mayonesa.
2. Sirve sobre la lechuga mixta.

BOCADO DE INSPIRACIÓN

El descanso que buscas comienza con lo que eliges cenar.

SALMOS 4:8

Salmorejo de Jueyes con Coli-Arroz

Ingredientes (para 2 porciones):

- paquete de coliarroz
- 8 oz de jueyes (crab meat)
- 1 chayote rallado
- 2 ajos molidos
- Pimiento y cebolla a gusto
- 1 cucharada de Sofrito
- 1 cucharada de Salsa Tomate
- Sal y pimienta al gusto
- 1 Aguacate

Instrucciones:

1. Cocina el coliarroz al vapor y reservar.
2. En un sartén saltea los pimientos, cebolla, ajos, sofrito, salsa de tomate unos dos minutos.
3. Añade el chayote rallado e incorporar todo.
4. Agrega la carne de jueyes y mezclar todo bien hasta que la carne este desmenuzada.
5. Servir el salmorejo encima del coliarroz y aguacate.

Wrap de Huevo y Tocino

Ingredientes (para 1 wrap):

- tortilla keto egg life

- 1 huevo

- 1 cucharada de queso ricota o queso crema

- Sal y Pimienta

- 2 tiras de tocino crujiente

- Queso Gouda

Instrucciones:

1. En un sartén cocina el tocino hasta que este crujiente y retira.

2. En un envase mezcla el huevo, el queso ricota, sal y pimienta

3. En un sartén prepara el huevo revuelto y cuando este cocinado pon un poco del queso gouda y tapalo hasta que se derrita el queso.

4. Coloca el huevo y el tocino en la tortilla keto egglife.

5. Enrolla y sirve caliente.

6. Acompaña con frutos frescos como fresas, arándanos y nueces.

Sopa de Espinacas y Queso Crema

Ingredientes (para 2 porciones):

- 2 tazas de espinacas frescas
- 2 tazas de caldo de pollo bajo en carbohidratos
- 2 cucharadas de queso crema
- 1 cucharada de crema espesa
- Tocineta (opcional)
- Queso cheddar rallado
- Aguacate (opcional, pero recomendado)

Instrucciones:

1. En una cacerola mediana cocina las espinacas en el caldo hasta que estén tiernas.
2. Añade el queso crema y la crema espesa, mezcla bien.
3. Licúa hasta obtener una textura cremosa.
4. Ajusta la cremosidad en la cacerola si fuera necesario.
5. Sirve y decora con un poco de tocineta y queso rallado
6. Acompáñalo con aguacate.

Beef Steak con Aguacate

Ingredientes (para 2 porciones):

- libra de filete de res, (cube steak)
- ½ taza de aceite de oliva extra virgen
- ½ taza de vinagre de manzana
- Sal y pimienta al gusto
- ½ cebolla en rebanadas
- 2 ajo molidos
- Aguacate
- Cilantro para decorar

Instrucciones:

1. En un envase mezcla el aceite de oliva, los ajos y el vinagre de manzana.
2. Sazona a gusto los filetes con la sal y pimienta y añádalos al envase con la emulsión de aceite y vinagre y deja marinar unos 30 minutos.
3. Cocina en un sartén con aceite de oliva hasta dorar, unos 5 minutos por cada lado.
4. Añade las cebollas y mezcla todo bien para que los sabores se fusionen bien.
5. Sirve con el aguacate.
6. Decora con cilantro.

Carne de Cerdo Desmenuzada con Col Salteada

Ingredientes (para 2 porciones):

- 1 libra de carne de cerdo
- 2 ajos
- 1 cucharada de sofrito
- ½ cebolla
- 1 cucharadita de comino
- 1 cucharadita de paprika ahumada
- 1 cucharadita de perejil
- 1 hoja de laurel
- 1 taza de col rallada
- 1 cucharada de aceite de oliva
- Aguacate

Instrucciones:

1. En una cacerola a fuego mediano, cocina el cerdo por unos 30 minutos con los ajos, hoja de laurel, cebolla, sofrito y sal, hasta que la carne este bien tierna y sea fácil desmenuzarla con el tenedor.

2. Saltea en aceite de oliva la col hasta que esté tierna.

3. Añade la carne desmenuzada y mezcla bien.

4. Acompaña con una rajita de aguacate.

Cazuela de Coliflor Gratinada

Ingredientes (para 2 porciones):

- 1 coliflor fresco

- ½ de jamón picado

- ½ taza de queso rallado

Instrucciones:

1. Lava y corta en pedazos pequeños la coliflor.

2. Cocina al vapor la coliflor hasta que esté tierna.

3. En una cazuela para el horno, cubre con un poco de mantequilla y coloca la coliflor cocinada y el jamón.

4. Espolvorea con queso rallado y hornea a 350°F (180°C) por 15 minutos o hasta que este el queso derretido y doradito.

Rollitos de Calabacín de Carne Molida

Ingredientes (para 2 porciones):

- 2 calabacín
- 1 libra de carne molida, la de tu preferencia
- ¼ pimiento verde
- ¼ cebolla
- 2 cucharadas de sofrito
- Sal y pimienta
- Paprika
- Orégano
- Albahaca
- 4 champiñones Baby Bella en rodajas
- ½ taza de salsa de tomate sin azúcar
- Queso mozzarella
- Queso parmesano

Instrucciones:

1. Limpia y corta en rodajas bien finas el calabacín. Usa el pelador de papas para que queden las rodajas del mismo tamaño. Coloca las rodajas en un papel absorbente para que reducir el agua de los calabacines.

2. En una sartén, añade el aceite de oliva, la cebolla picada, pimientos picados, los ajos en pasta, un poco de la salsa de tomate, el sofrito y sofríe hasta crear una pasta.

3. Añade la carne molida y cocina hasta que esté completamente cocinado. Espera que enfríe.

4. En un envase para el horno, pon un poco de salsa de tomate en el fondo.

5. Coloca 2 rodajas de calabacín, añade la carne molida y enrolla hasta crear un rollito. Y coloca el rollito en el envase hasta que estén todos los rollitos.

6. Añade una capa de salsa de tomate y añade el queso a tu gusto.

7. Cocina en el horno a 350F (180C) por unos 15 minutos.

8. Decora con cilantro o albahaca bien picadito.

Tazón de Pollo con Aderezo de Limón

Ingredientes (para 2 porciones):

- 2 pechugas de pollo
- Sal y pimienta
- ½ aguacate
- 2 tazas de espinacas
- ¼ taza de jugo de limón fresco
- ½ taza aceite de oliva extra virgen
- 1 diente de ajo rallado
- 1 cucharadita de mostaza Dijon
- Sal y pimienta al gusto
- Ralladura de limón

Instrucciones:

1. Salpimienta la pechuga de pollo y cocina en un sartén o parrilla, hasta que alcance 165F y deja reposar unos minutos antes de cortar.

2. Mezcla el jugo de limón, aceite de oliva, el diente de ajo, la mostaza, ralladura de limón en un tazón, hasta emulsificar y ajusta sal y pimienta.

3. En un plato o tazón pon las espinacas, corta el pollo en cubitos y sirve encima.

4. Añade el aderezo y decora con ralladura de limón y el aguacate.

Brochetas de Carne con Vegetales a la Parrilla

Ingredientes (para 2 porciones):

- 1 libra de cerdo en cubos
- 3 Ajos machacados
- Sal y pimienta
- Cebolla en cubos
- ½ pimiento rojo, en cubos
- 4 champiñones
- ½ calabacín, en rodajas
- 6 palitos de pinchos

Instrucciones:

1. Pon los palitos de pincho en agua para humedecerlos y evitar que se quemen muy rápido en la parrilla.
2. Sazona el cerdo con el ajo, sal y pimienta.
3. Ensarta la carne y los vegetales en brochetas. En el orden que desees. Ejemplo: Cerdo, cebolla, pimiento, champiñón y calabacín.
4. Cocina en la parrilla hasta que estén listos.
5. Puedes pasarle una brocha con mantequilla con ajo para intensificar el sabor.
6. Sirve con mini pimientos al grill.

Pechugas en Salsa de Champiñones

Ingredientes (para 2 porciones):

- 2 pechugas de pollo
- Sal y pimienta
- Paprika
- ½ taza de mantequilla
- 1 libra de champiñones
- 2 dientes de ajo
- ¼ taza de vino blanco
- ½ taza caldo de pollo
- 1 taza de heavy cream
- ½ taza queso parmesano
- 1 Aguacate

Instrucciones:

1. Sazona las pechugas con sal, pimienta y paprika.

2. En un sartén sofríe las pechugas en la mitad de la mantequilla hasta que estén doraditos por cada lado y termina de cocinarlas en el horno a 350 hasta que alcancen 165 grados.

3. En el mismo sartén donde salteaste las pechugas, añade la mantequilla restante y cocina los champiñones con los dientes de ajo, unos 3 minutos.

4. Añade el vino blanco y despega todo el sabor del sartén y reduce a la mitad.

5. Añade el caldo de pollo, cuando comience a hervir añade el heavy cream y el queso hasta que espese y esté bien cremoso.

6. Rectifica la sal y pimiento.

7. Puedes añadirle un poco de nuez moscada para un sabor más intenso, pero es completamente opcional.

8. Añade las pechugas y envuelve en la salsa para incorporar todos los sabores.

9. Decora con chives y sirve con el aguacate.

Pasta de Calabacín en Salsa Alfredo

Ingredientes (para 2 porciones):

- 2 tazas de calabacín en espiral
- 12 camarones frescos
- Sal y pimienta
- Mantequilla
- 2 oz de queso crema
- ¼ taza de heavy cream
- Queso parmesano
- Ajo molido

Instrucciones:

1. Limpia los camarones, sazonar con sal, pimienta y paprika.
2. En una sartén con la mantequilla a fuego mediano, cocina los camarones unos 3 minutos por cada lado hasta que esté bien doraditos y retira.
3. Cocina el calabacín en el mismo sartén por 2-3 minutos.
4. Añade el queso crema, el heavy cream y el queso parmesano hasta que esté bien cremoso.
5. Regresa los camarones al sartén y envuelve todos los ingredientes para que los fideos y camarones estén cubiertos con la salsa Alfredo.
6. Sirve con aguacate y espolvorea un poco de queso parmesano.

Salteado de res con Brócoli y Coliflor y Limón

Ingredientes (para 2 porciones):

- 1 libra de carne de res (sirloin), cortada en tiritas finas
- 1 taza de brócoli en floretes
- 1 taza de coliflor en floretes
- 2 cucharadas de aceite de oliva
- 2 dientes de ajo picados
- 1 cucharadita de jengibre fresco rallado
- Jugo de limón grande
- Ralladura de limón
- 2 cucharadas de salsa de Coco Aminos
- 1 Cucharadita de aceite de sésamo tostado
- Sal y pimienta al gusto
- Semillas de ajonjolí tostado para decorar

Instrucciones:

1. Marina la carne con el jugo de limón, coco aminos, ajo, jengibre y pimienta por unos 15 a 30 minutos.

2. Calienta el aceite en un sartén grande o wok.

3. Saltea a carne a fuego alto hasta dorar. Retira y reserva

4. En el mismo sartén, saltea el brócoli y coliflor hasta que estén al dente. Puedes añadir un poco más de aceite si fuera necesario.

5. Vuelve a añadir la carne, mezcla todo bien y ajusta la sal y el limón.

6. Finaliza con aceite de sésamo y semillas de ajonjolí si deseas.

7. Sirve con coliarroz y aguacate.

CENAS QUE RESTAURAN

Ligero en el plato.

Profundo en el Descanso.

Menos azúcar por la noche.

CENAS QUE RESTAURAN
Más descanso, claridad y bienestar.

Cenar temprano y bajo en carbohidratos no es solo una práctica saludable, es una forma intencional de cuidar tu cuerpo, tu mente y tu descanso. En lugar de terminar el día con una carga innecesaria de azúcares y alimentos pesados, optar por una cena ligera y equilibrada te prepara para un sueño reparador, una digestión eficiente y un despertar con más energía y enfoque.

Cuando terminamos el día comiendo menos "azúcar", le damos al cuerpo la oportunidad de restaurarse en lugar de pelear con la digestión durante la noche. Este simple cambio puede transformar por completo tu salud metabólica, tu mente y tu calidad de vida.

Aquí tienes 8 razones poderosas para adoptar este hábito:

1. Mejora la calidad del sueño: Una cena baja en carbohidratos permite que el cuerpo se relaje más rápido, favoreciendo un descanso profundo y reparador.

2. Estabiliza los niveles de azúcar en la sangre: Evitar los picos de glucosa nocturnos previene interrupciones del sueño y antojos al despertar.

3. Favorece la pérdida o el mantenimiento del peso: Al cenar temprano, el cuerpo tiene tiempo para digerir y usar la grasa como fuente de energía durante la noche.

4. Mejora la digestión: Las cenas ligeras reducen la acidez, la hinchazón y promueven una microbiota intestinal más saludable.

5. Apoya la salud metabólica: Este hábito mejora la sensibilidad a la insulina y ayuda a prevenir enfermedades como la diabetes tipo 2.

6. Promueve la cetosis nocturna: Al consumir menos carbohidratos en la noche, el cuerpo puede entrar más fácilmente en cetosis, usando la grasa como fuente de energía mientras duermes.

7. Reduce la inflamación: Evitar los carbohidratos refinados y las comidas pesadas en la noche disminuye los marcadores inflamatorios.

8. Facilita el ayuno intermitente: Si prácticas ayuno, cenar temprano y ligero hace que el periodo de ayuno nocturno comience con naturalidad, maximizando sus beneficios.

Una cena liviana, consciente y sin exceso de azúcar es una forma poderosa de cerrar el día con intención.

Ejemplo de Cena Temprana Baja en Carbohidratos

- Proteína: Filete de pescado o pollo a la parrilla

- Grasa saludable: Un cuarto de aguacate o un chorrito de aceite de oliva

- Verduras: Espárragos, espinacas salteadas o una ensalada fresca

- Opcional: Un caldo ligero o una sopa de vegetales sin almidón.

Salmón a la Parrilla con Espárragos al Ajo

Ingredientes (para 2 porciones):

- 2 filetes de salmón

- 12 espárragos

- 2 cucharadas de aceite de oliva

- 2 diente de ajo picado

- Sal y pimienta al gusto

Instrucciones:

1. Precalienta la parrilla o el sartén. Cocina el salmón hasta que esté dorado y cocido.

2. En un sartén aparte, saltea los espárragos con el aceite de oliva y el ajo hasta que estén tiernos.

3. Sirve el salmón con los espárragos.

BOCADO DE INSPIRACIÓN

Tu fuerza no viene del café, viene del Señor.

ISAÍAS 40:31

Pechuga de Pollo en
Salsa de Mostaza con Col Rizada

Ingredientes (para 2 porciones):

- 2 pechugas de pollo
- 1 cucharada de aceite de oliva
- ½ cucharada de vinagre de manzana
- Sal y pimienta al gusto
- 2 dientes de ajo, en pasta
- Paprika al gusto
- 2 tazas de col rizada
- 2 cucharadas de mostaza Dijon
- 1 cucharada de crema espesa
- Cilantro

Instrucciones:

1. Mezcla en un envase el aceite de oliva, el vinagre, los ajos, paprika, sal y pimienta al gusto y marina el pollo por unos 30 minutos en la nevera.

2. Cocina el pollo a la parrilla o en sartén.

3. Mezcla la mostaza y la crema espesa para hacer la salsa.

4. Saltea la col rizada y sirve junto al pollo con la salsa por encima.

5. Decora con cilantro para resaltar el sabor.

Pizza de Berenjena con Queso y Pepperoni

Ingredientes (para 2 porciones):

- 2 berenjenas medianas, en rodajas
- 4 cucharadas de salsa de tomate sin azúcar
- ½ taza de queso mozzarella rallado
- 8 rodajas de pepperoni

Instrucciones:

1. Rebana las berenjenas y colócalas en una bandeja con un poco sal por ambos lados por unos 20 minutos, para quitar el sabor amargo y para mejorar la textura, quedando más firme y menos esponjosa. Luego enjuaga y seca.

2. Precalienta el horno a 400°F (200°C).

3. Coloca las rodajas de berenjena en una bandeja. Añade salsa de tomate, queso y pepperoni encima.

4. Hornea durante 10-12 minutos o hasta que el queso se derrita.

Carne Asada con Ensalada de Espinacas

Ingredientes (para 2 porciones):

- 1 libra de carne para asar
- Sal y pimienta
- 2 tazas de espinacas frescas
- 1 aguacate, en rebanadas
- 2 cucharadas de aderezo o vinagreta

Instrucciones:

1. Salpimienta la carne.
2. Cocina la carne al gusto.
3. Mezcla las espinacas, el aguacate y el aderezo o vinagreta.
4. Rectifica la sal.
5. Sirve la carne con la ensalada.

Coli Risotto de Champiñones y Albahaca

Ingredientes (para 2 porciones):

- 2 cucharadas de mantequilla o ghee
- ¼ Cebolla lila o Shallots
- Champiñones a tu gusto
- 2 dientes de ajo
- ¼ taza de vino blanco
- Albahacas frescas
- 1 paquete de coliarroz
- Sal y pimienta
- 1 ½ taza de heavy cream
- Queso pecorino o parmesano

Instrucciones:

1. En un sartén, pon a caramelizar la mantequilla.

2. Añade la cebolla y cocina hasta que estén translucidas.

3. Añade los champiñones y cocina hasta que estén tiernas.

4. Añade los ajos, el vino blanco hasta que se reduzca a la mitad.

5. Añade las albahacas frescas hasta que hayan aromatizado e incorpora el coliarroz e incorpora todo completamente.

6. Añade el heavy cream y queso hasta que espese y se vea bien cremoso.

7. Una vez tenga la consistencia, deja reposar unos minutos y sirve tu carne favorita y salsa pesto para intensificar el sabor.

Sancocho de Pollo

Ingredientes (para 2 porciones):

- zanahoria rallada (opcional)
- ½ cebolla picada
- ½ pimiento verde
- 1 pedazo de celery
- 2 ajos
- 1 taza de espinacas frescas
- 2 caderas de pollo con la piel y hueso
- Sal y pimienta
- 1 Chayote
- 1 Rutabaga
- 2 cucharadas de Sofrito
- 2 Hojas de Laurel
- 1 cucharada de aceite de oliva

Instrucciones:

1. En una cacerola mediana, a temperatura alta cocina el pollo con la piel en la cacerola, no importa si se pega la piel, ya mismo la vamos a quitar. Retira el pollo para desmenuzarlo.

2. En la misma cacerola, añade la cebolla, pimiento, zanahoria, celery y sofríe hasta que estén traslucidos.

3. Añade el sofrito, las hojas de laurel, aceitunas, si deseas y deja cocinar unos minutos.

4. Pela y corta el chayote y la rutabaga en pedazos similares

5. Añade el chayote y la rutabaga y añade agua hasta cubrir.

6. Desmenuza el pollo y añadelo a la cacerola.

7. Sazonar con sal, pimienta y cúrcuma para añadir color

8. Cocina hasta que las verduras estén blanditas y los sabores se hayan incorporado completamente y el agua haya reducido un poco.

9. Sirve con aguacate y coliarroz si deseas.

Pollo Teriyaki con Brócoli

Ingredientes (para 2 porciones):

- 2 pechugas de pollo en trozos
- 2 cucharadas de salsa teriyaki baja en carbohidratos
- ½ cucharada de coco aminos
- 2 tazas de brócoli en floretes
- Mini pimientos

Instrucciones:

1. Cocina el pollo en un sartén con la salsa teriyaki.
2. Cocina el brócoli al vapor.
3. Saltea los mini pimientos, hasta que estén doraditos.
4. Sirve el brócoli, el pollo y los pimientos.
5. Decora con semillas de ajonjolí tostadas.

Chuletas Ahumadas de Cerdo con Puré de Brócoli

Ingredientes (para 2 porciones):

- 2 chuletas de cerdo ahumadas
- Sal y Pimienta
- 2 tazas de brócoli
- 2 cucharadas de crema espesa
- Cucharada de cebollas encurtidas

Instrucciones:

1. Cocina las chuletas al gusto.

2. Cocina el brócoli hasta que este tierno.

3. Licúa el brócoli con la crema para hacer un puré y sirve junto a la chuletas.

4. Lleva a la estufa si la consistencia es más líquida de los esperado.

5. Sirve y decora cebollas encurtidas y un poco de cilantro.

Cazuela de Queso, Pollo y Champiñones

Ingredientes (para 2 porciones):

- 2 pechugas de pollo cocinadas, en trozos

- 2 tazas de champiñones, en rodajas

- ½ taza de queso rallado

- 2 cucharadas de crema espesa

Instrucciones:

1. Mezcla el pollo, los champiñones y la crema en una cazuela.

2. Espolvorea con queso y hornea a 180°C (350°F) durante 15 minutos.

Pescado al Vapor con Espárragos y Limón

Ingredientes (para 2 porciones):

- 2 filetes de pescado merluza o tu pescado favorito
- 12 espárragos
- 4 rodajas de limón
- Sal y pimienta al gusto

Instrucciones:

1. Coloca el pescado y los espárragos en un recipiente para vapor.

2. Sazonar con sal, pimienta y añade las rodajas de limón.

3. Cocina al vapor durante 10-12 minutos.

Tacos de Queso

Ingredientes (para 4 tacos):

- 2 tazas de queso rallado
- ½ de carne molida o pollo
- Opcional: lechuga y salsa keto

Instrucciones:

1. Coloca porciones de queso rallado en un sartén antiadherente y cocina hasta que estén doradas y crujientes.
2. Retira y dobla mientras están calientes para dar forma de taco.
3. Rellena con carne y los ingredientes opcionales.

Pollo al Horno con Espinacas y Crema de Coco

Ingredientes (para 2 porciones):

- 2 pechugas de pollo
- 2 tazas de espinacas frescas
- ¼ taza de crema de coco sin azúcar

Instrucciones:

1. Coloca el pollo en una bandeja para hornear y sazonar con sal y pimienta.

2. Hornea a 350°F (180°C) durante 20-25 minutos.

3. Saltea las espinacas en la crema de coco y sirve junto al pollo.

BOCADO DE INSPIRACIÓN

No se trata de comer menos, sino de comer con sabiduría.

PROVERBIOS 4:7

Ensalada Tibia de Espinacas con Huevo Poché

Ingredientes (para 2 porciones):

- 4 tazas de espinacas frescas, lavadas y secadas
- 2 huevo poché
- cucharada de vinagre para pochar el huevo
- ¼ taza de fresas frescas, picadas
- cucharadas de vinagre balsámico
- cucharada de miel
- cucharadita de mostaza Dijon
- ¼ taza de aceite de oliva extra virgen
- fresa bien madura machacada para intensificar el sabor
- Walnuts (opcional)
- Queso de cabra (opcional)

Instrucciones:

1. Cocina el huevo poché en agua caliente con vinagre durante 3-4 minutos.

2. En taza añade el vinagre, la miel, mostaza, aceite de oliva y la fresa bien madura y mezcla hasta crear una emulsión

3. Coloca las espinacas en un plato y sirve con el huevo encima.

4. Acomoda las fresas y rocía la vinagreta y decora con walnuts

5. Añade el queso de cabra, desmenuzado al momento para que no pierda su sabor.

Filete de Res con Mantequilla de Hierbas y Coliflor

Ingredientes (para 2 porciones):

- 2 de filetes de res de tu preferencia
- 2 tazas de coliflor cocida
- 2 cucharadas de mantequilla mezclada con hierbas

Instrucciones:

1. Cocina el filete al punto deseado.

2. Sirve con coliflor cocida y mantequilla de hierbas derretida por encima.

Camarones al Ajillo con Brócoli al Vapor

Ingredientes (para 2 porciones):

- libra de camarones
- cucharadas de mantequilla
- cucharadas de aceite de oliva
- cucharada de sofrito fresco
- cucharada de vino Chardonnay, joven que intensifica el sabor a mantequilla
- Sal y pimienta al gusto
- Paprika a gusto
- tazas de brócoli cocido al vapor con un poco de sal
- diente de ajo picado

Instrucciones:

1. En una sartén a fuego medio alto, sofríe el sofrito, la paprika hasta que se aromaticen los olores.

2. Añade los camarones al sartén, el ajo picado y cocina hasta que estén rosados, unos dos minutos por cada lado.

3. Rocía el Chardonnay y espera a que reduzca a la mitad

4. Ajusta la sal y pimienta.

5. Sirve con brócoli al vapor como acompañamiento.

6. Decora con poco de sofrito seco para intensificar el sabor.

Calabacines Rellenos de Pollo y Queso

Ingredientes (para 2 porciones):

- 4 calabacines pequeños, partidos a la mitad
- 2 pechugas de pollo desmenuzadas
- ½ taza de queso rallado

Instrucciones:

1. Limpia los calabacines, corta las puntas de las extremidades, retira la pulpa de los calabacines y rellenalos con pollo y queso.

2. Hornea a 350°F (180°C) durante 15 minutos o hasta que el queso esté doradito.

BOCADO DE INSPIRACIÓN

Dios no te dio un cuerpo para castigarlo, sino para servir con él.

ROMANS 12:1

Fajitas de Pollo

Ingredientes:

- (1 lb) de pechuga de pollo en tiras
- pimiento rojo en tiras
- pimiento verde en tiras
- cebolla morada en tiras
- cucharadas de aceite de aguacate u oliva
- Jugo de 1 limón
- cucharadita de comino
- cucharadita de pimentón (paprika)
- ½ cucharadita de ajo en polvo
- ½ cucharadita de chile en polvo (opcional para picante)
- Sal y pimienta al gusto
- Cilantro fresco para decorar
- Aguacate o guacamole
- Queso rallado
- Hojas de lechuga para usarlas como "tortillas"
- Limón en gajos
- Crema agria (sin azúcar)

Instrucciones:

1. Marinar el pollo o carne: En un bol, mezcla el jugo de limón, aceite, comino, paprika, ajo en polvo, sal, pimienta y chile. Añade las tiras de pollo o carne y deja marinar por 15–30 minutos.

2. Saltear: En una sartén grande a fuego medio-alto, cocina la carne o pollo hasta dorar. Retira y reserva.

3. Verduras: En la misma sartén, saltea los pimientos y la cebolla hasta que estén tiernos pero crujientes (unos 5 minutos).

4. Unir todo: Devuelve la carne a la sartén y mezcla todo por 2 minutos más para integrar sabores.

5. Servir: Coloca sobre hojas de lechuga, acompaña con aguacate, crema agria o tu cobertura favorita.

Hamburguesas con Portobello como Pan

Ingredientes (para 2 hamburguesa):

- 4 champiñones portobello grandes
- 2 hamburguesa de res o pollo
- hoja de lechuga y una rodaja de tomate
- Queso provolone
- Mayonesa y kétchup baja en carbohidratos
- Aguacate
- Cebollas caramelizadas

Instrucciones:

1. Cocina los portobellos al grill hasta que estén tiernos.

2. Cocina las hamburguesas al grill hasta que alcancen 165F.

3. Usa los portobellos como pan y rellena con la hamburguesa.

4. Añade la lechuga y tomate, queso y las salsas.

5. Opcional puedes añadirle aguacate y cebollas caramelizadas.

Salmón al Ajillo con Coles de Bruselas Asadas

Ingredientes (para 2 porciones):

- 2 filetes de salmón o tu pescado favorito
- 2 tazas de coles de Bruselas, picadas a la mitad
- 2 cucharadas de aceite de oliva
- Sal y pimienta
- 2 diente de ajo picado
- aguacate

Instrucciones:

1. Asa las coles de Bruselas en el horno con aceite de oliva y ajo durante 20 minutos a 400°F (200°C).

2. Espolvorea sal y pimienta sobre el pescado y cocina al sartén con ajo y sirve junto a las coles.

3. Acompáñalo con aguacate.

Rollitos de Col con Carne Molida y Salsa Keto

Ingredientes (para 2 porciones):

- 4 hojas grandes de col pasadas por agua
- ½ libra de carne molida
- ½ taza de salsa de tomate baja en carbohidratos
- Queso parmesano

Instrucciones:

1. Pasa las hojas de col por agua caliente para amortiguar y poder enrollarlas.

2. Cocina la carne molida a tu gusto.

3. Rellena las hojas de col con la carne molida cocida.

4. Coloca los rollitos en una cacerola, cúbralos con la salsa de tomate y espolvorea queso parmesano o de tu preferencia.

5. Cocina a fuego bajo durante 15 minutos, hasta que el queso esté derretido.

Sopa Cremosa de Champiñones y Pollo

Ingredientes (para 2 porciones):

- 2 caderas de pollo, sin hueso y sin piel, picadas en pedazos pequeños
- Sal y pimienta
- cucharadita de sofrito
- tazas de champiñones en rodajas
- tazas de caldo de pollo
- cucharadas de crema espesa

Instrucciones:

1. En una cacerola caliente, añade el pollo picado, con la sal y la pimienta, incorpora todo bien.

2. Cocina el pollo hasta que este caramelizado y doradito.

3. Añade y sofríe los champiñones en el caldo hasta que estén tiernos.

4. Añade el caldo pollo y deja hervir hasta que reduzca a la mitad.

5. Añade la crema espesa, mezcla bien y cocina por 5 minutos más.

6. Sirve con cebollas caramelizadas.

Salmón al Horno y Espárragos

Ingredientes (para 2 porciones):

- 2 filetes de salmón
- 12 espárragos
- 2 cucharadas de mantequilla con ajo

Instrucciones:

1. En un bandeja para hornear con papel encerrado, coloca el salmón y los espárragos.

2. Rocía con la mantequilla de ajo y hornea a 350°F (180°C) durante 12-15 minutos.

3. Sirve y disfruta.

BOCADO DE INSPIRACIÓN

Recuerda que no todo lo permitido te conviene.

1 CORINTIOS 6:12

Tazón de Pollo, Aguacate y Col Rizada

Ingredientes (para 2 porciones):

- 4 caderas de pollo, en trozos (puedes usar pechugas)
- aguacate en rebanadas
- tazas de col rizada cucharadas de aderezo bajo en carbohidratos
- Everything bagel seasoning a tu gusto

Instrucciones:

1. Cocina el pollo a tu gusto, preferiblemente el grill.

2. Mezcla todos los ingredientes en un tazón.

3. Sirve frío o tibio según tu preferencia.

4. Decora con la sazón Everything bagel a tu gusto.

Pollo al Curry con Crema de Coco y Espinacas

Ingredientes (para 2 porciones):

- 2 pechugas de pollo en trozos
- taza de espinacas frescas
- 4 cucharadas de crema de coco
- cucharaditas de pasta de curry
- Cebollines

Instrucciones:

1. Corta las pechugas de pollo en cubos del mismo tamaño para una cocción pareja.

2. Cocina el pollo con la pasta de curry hasta que esté dorado.

3. Añade las espinacas y la crema de coco y cocina por 5 minutos más.

4. Decora con cebollines.

Ensalada de Camarones en Salsa de Pimientos

Ingredientes (para 2 porciones):

- libra de camarones
- pimiento rojo
- dientes de ajo
- cucharadas de aceite de oliva
- ¼ taza cebolla picada
- ½ taza de crema o leche de coco (opcional)
- ½ aguacate
- ½ pepino en rodajas
- Jugo de limón
- cucharada de aceite de oliva (adicional)

Instrucciones:

1. Asa el pimiento morrón directamente sobre el fuego o hornea hasta que la piel esta negra, colocalo en un recipiente tapado por 10 minutos. Pela la piel y quita las semillas.
2. En un sartén sofríe el ajo, la cebolla, hasta que estén doraditos.
3. Añade el pimiento morrón y sofríe por uno o dos minutos.
4. Lleva todos los ingredientes a la licuadora con la leche de coco o la crema, para conseguir una textura cremosa.
5. Regresa la salsa al sartén, ajusta la sal, pimienta.
6. Añade los camarones y un chorrito de jugo de limón.
7. Mezcla el aguacate y el pepino en un tazón.
8. Añade los camarones cocinados con la sala y mezcla bien.

Berenjenas Gratinadas con Queso y Carne Molida

Ingredientes (para 2 porciones):

- 2 berenjenas medianas
- Sal
- libra de carne molida
- ½ taza de queso rallado

Instrucciones:

1. Corta las berenjenas, en una bandeja coloca papel absorbente y acomoda las rebanadas de berenjenas con un poco de sal para eliminar el sabor amargo y mejorar la textura.
2. Deja repodar por unos 10 minutos y enjuaga.
3. Cocina las berenjenas en una sartén hasta que estén tiernas.
4. Rellenalas con carne molida cocida y espolvorea con queso.
5. Hornea a 350°F (180°C) durante 10 minutos.

Brochetas de Pollo con Vegetales

Ingredientes (para 2 porciones):

- 2 pechugas o 4 caderas de pollo en cubos
- Sal y pimienta
- Pasta de ajo
- pimiento rojo en cubos
- cebolla en cubos
- calabacín en rebanadas
- 4 champiñones en rebanadas

Instrucciones:

1. Corta todos los ingredientes en cubos de más o menos 2x2

2. Sazonar el pollo con sal, pimienta y pasta de ajo.

3. Inserta el pollo y los vegetales en brochetas.

4. Cocina a la parrilla hasta que estén dorados.

5. Acompañalos con vegetales al grill.

Sopa de Tomate Keto con Queso Parmesano

Ingredientes (para 2 porciones):

- taza de tomates triturados sin azúcar
- taza de caldo de pollo
- cucharada de sofrito
- cucharadas de queso parmesano rallado

Instrucciones:

1. Cocina los tomates en el caldo de pollo con el sofrito hasta que estén bien mezclados.

2. Añade el queso parmesano y mezcla bien antes de servir.

3. Puedes hacer unos crotones de queso parmesano.

4. Coloca el queso parmesano en un sartén a temperatura mediana, hasta que se derrita completamente y comience a dorarse. Despegar, y dejar enfriar para añadir algo crocante a la comida.

Pollo en Salsa de Crema con Brócoli al Vapor

125

Ingredientes (para 2 porciones):

- 2 pechugas de pollo en trozos
- Sal y Pimienta
- 2 tazas de brócoli cocido al vapor
- 4 cucharadas de crema espesa

Instrucciones:

1. Sazonar el pollo con la sal y pimienta.
2. Cocina el pollo en un sartén hasta dorar.
3. Añade la crema y mezcla bien.
4. Sirve con el brócoli al vapor como acompañamiento.

MERIENDAS CON INTENCIÓN

Pequeños bocados, grandes decisiones

Meriendas:

Menos antojos. Más enfoque entre comidas.

Las meriendas suelen ser el momento más vulnerable del día: cuando la energía baja, el estrés sube y el cuerpo —o más bien, la mente— pide "algo rápido". Pero ese "algo" no tiene que ser alto en azúcar ni sabotear tus metas. Elegir meriendas bajas en carbohidratos es una forma inteligente y práctica de mantener tu energía estable, controlar el hambre emocional y sostener tu enfoque entre comidas.

Una merienda equilibrada no solo te ayuda a evitar picos y caídas de glucosa, sino que también le da al cerebro el combustible que realmente necesita para seguir rindiendo sin ansiedad, fatiga ni desenfoque.

Aquí tienes 7 razones para optar por meriendas bajas en carbohidratos:

1. Previenen picos de azúcar: Al evitar snacks azucarados, mantienes la glucosa estable y tu mente clara.
2. Prolongan la saciedad: Combinaciones de proteínas y grasas saludables evitan que llegues a la próxima comida con hambre extrema.
3. Mejoran el enfoque mental: Al reducir el consumo de azúcares simples, disminuye la fatiga mental y se mantiene la concentración.

4. Reducen los antojos emocionales: Una merienda consciente te ayuda a distinguir entre hambre real y hambre por ansiedad.

5. Apoyan la pérdida o mantenimiento del peso: Al controlar los impulsos alimenticios, evitas el exceso de calorías vacías.

6. Favorecen un metabolismo equilibrado: Las meriendas bajas en carbohidratos estabilizan la respuesta de insulina entre comidas.

7. Conectan con tu propósito: Comer con intención, incluso entre comidas, es una forma de cuidar el templo que es tu cuerpo.

Una merienda no es una excusa para romper tu rutina, sino una oportunidad para reforzar tu compromiso con la salud y el enfoque.

Ejemplos de Meriendas Bajas en Carbohidratos

- Rollitos de jamón con queso crema
- Rodajas de pepino con hummus bajo en carbohidratos
- Nueces o almendras en porción controlada
- Huevos hervidos
- Bastones de apio con mantequilla de maní natural
- Yogur griego sin azúcar con canela
- Chips de queso al horno o queso en lascas

Nueces Mixtas

Ingredientes:

- ¼ taza de nueces mixtas sin sal (almendras, nueces, pecanas).

Instrucciones:

1. Mide una porción de ¼ taza y disfruta como snack.

Rodajas de Pepino con Queso Crema

Ingredientes:

- ½ pepino, en rodajas
- 2 cucharadas de queso crema

Instrucciones:

1. Unta queso crema en las rodajas de pepino y sirve.
2. Decora con Everything Bagel Seasoning.

Aceitunas Verdes o Negras

Ingredientes:

- 10 aceitunas verdes o negras.

Instrucciones:

1. Sirve las aceitunas como snack.

Rollitos de Jamón con Queso Crema

Ingredientes:

- 2 rebanadas de jamón bajo en sodio
- 2 cucharadas de queso crema

Instrucciones:

1. Unta queso crema en el jamón y enrolla.

Trozos de Aguacate con Sal y Limón

Ingredientes:

- ½ aguacate en trozos
- Sal y limón al gusto.

Instrucciones:

1. Sazona los trozos de aguacate con sal y limón.

Trozos de Queso Cheddar

Ingredientes:

- ¼ de taza de queso cheddar en trozos.

Instrucciones:

1. Corta el queso en cubos y sirve.

Chips de Kale al Horno

Ingredientes:

- taza de kale
- cucharada de aceite de oliva
- Sal al gusto.

Instrucciones:

1. Mezcla el kale con aceite y sal.

2. Hornea a 350°F (180°C) por 10-15 minutos.

Huevos Duros

Ingredientes:

- 2 huevos.

Instrucciones:

1. Cocina los huevos en agua hirviendo durante 10 minutos, pela y sirve.

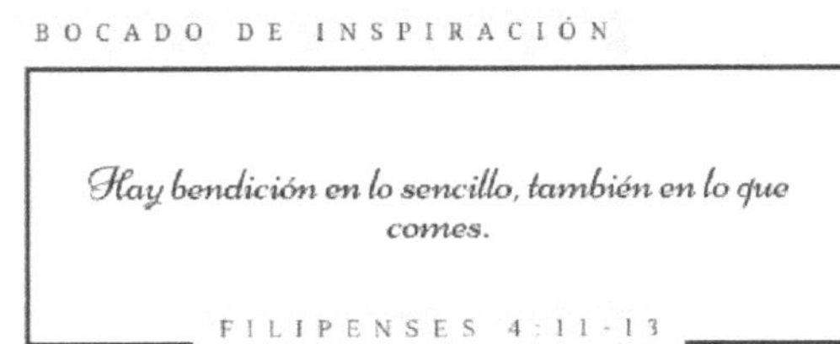

Requesón con Fresas

Ingredientes:

- ½ taza de requesón
- 2 fresas picadas

Instrucciones:

1. Mezcla el requesón con las fresas y sirve.

Chips de Queso Crocante

Ingredientes:

½ taza de queso rallado.

Instrucciones:

1. Coloca montones de queso rallado en una bandeja y hornea a 400°F (200°C) por 5-7 minutos.

Trozos de Apio con Mantequilla de Maní

Ingredientes:

- 2 tallos de apio
- 1 cucharada de mantequilla de maní natural

Instrucciones:

1. Unta la mantequilla de maní en los trozos de apio y sirve.

Rollitos de Salmón Ahumado con Queso Crema

Ingredientes:

- 2 rebanadas de salmón ahumado
- 2 cucharadas de queso crema

Instrucciones:

1. Unta queso crema en el salmón y enrolla.

Rodajas de Pimientos con Hummus Keto

Ingredientes:

- ½ pimiento, en rodajas
- 2 cucharadas de hummus keto

Instrucciones:

1. Sirve las rodajas de pimiento con hummus como dip.

Mini Pizza de Berenjena con Queso

Ingredientes:

- 1 berenjena en rodajas

- ¼ taza de queso mozzarella

Instrucciones:

1. Coloca queso sobre las rodajas de berenjena y hornea a 400°F (200°C) por 10 minutos.

Chicharrones

Ingredientes:

- ¼ taza de chicharrones.

Instrucciones:

1. Sirve directamente como snack.

Bolas de Energía de Coco y Mantequilla de Almendra

Ingredientes:

- 2 cucharadas de mantequilla de almendra
- 2 cucharadas de coco rallado sin azúcar

Instrucciones:

1. Mezcla los ingredientes, formas bolas pequeñas y refrigera por 30 minutos.

Pepinos con Sal y Vinagre

Ingredientes:

- ½ pepino, en rodajas
- Vinagre y sal al gusto.

Instrucciones:

1. Mezcla las rodajas de pepino con vinagre y sal.

Trozos de Calabacín con Guacamole

Ingredientes:

- 1 calabacín, en trozo

- 2 cucharadas de guacamole

Instrucciones:

1. Sirve los trozos de calabacín con guacamole como dip.

Ensalada Pequeña de Aguacate y Tomate

Ingredientes:

- ½ aguacate

- 1 tomate pequeño

Instrucciones:

1. Mezcla el aguacate y el tomate en un tazón y sazona al gusto.

Rollitos de Pollo con Queso Mozzarella

Ingredientes:

- 2 rebanadas de pollo cocido
- 2 tiras de queso mozzarella

Instrucciones:

1. Coloca el queso en las rebanadas de pollo y enrolla.

Chips de Calabaza Horneados

Ingredientes:

- taza de calabaza cortada en láminas finas
- 1 cucharada de aceite de oliva
- Sal y especias al gusto.

Instrucciones:

1. Precalienta el horno a 400°F (200°C).
2. Mezcla la calabaza con el aceite y las especias.
3. Extiende las láminas en una bandeja y hornea por 20-25 minutos, volteándolas a la mitad del tiempo.

Gelatina Sin Azúcar

Ingredientes:

- 1 paquete de gelatina sin azúcar.

Instrucciones:

1. Prepara la gelatina siguiendo las instrucciones del paquete.

2. Deja enfriar y refrigera hasta que cuaje.

Yogur Griego con Almendras Fileteadas

Ingredientes:

- ½ taza de yogur griego sin azúcar
- 1 cucharada de almendras fileteadas

Instrucciones:

1. Mezcla el yogur con las almendras y sirve frío.

Trozos de Jamón Serrano con Queso

Ingredientes:

- 3 rebanadas de jamón serrano
- 3 trozos de queso manchego o gouda

Instrucciones:

1. Corta el jamón y el queso en trozos pequeños y sirve juntos.

Palitos de Apio con Dip de Queso Crema

Ingredientes:

- 2 tallos de apio, en palitos
- 2 cucharadas de queso crema

Instrucciones:

1. Sirve los palitos de apio con el queso crema como dip.

Taza de Caldo de Huesos

Ingredientes:

- taza de caldo de huesos natural

Instrucciones:

1. Calienta el caldo en una olla o microondas y sirve caliente.

Rodajas de Calabacín Asadas con Queso Parmesano

Ingredientes:

- 1 calabacín, en rodajas
- 2 cucharadas de queso parmesano rallado

Instruccioens:

1. Precalienta el horno a 400°F (200°C).
2. Coloca las rodajas de calabacín en una bandeja, espolvorea con queso parmesano.
3. Hornea durante 15 minutos o hasta que estén doradas.

Rollitos de Pavo con Espárragos

Ingredientes:

- 2 rebanadas de pavo cocido
- 4 espárragos cocidos

Instrucciones:

1. Envuelve cada espárrago en una rebanada de pavo y sirve.

Mini Muffins de Harina de Coco y Chocolate

Ingredientes (para 6 muffins pequeños):

- 2 huevos
- 2 cucharadas de harina de coco
- cucharada de cacao en polvo sin azúcar
- cucharada de edulcorante keto

Instrucciones:

1. Precalienta el horno a 350°F (180°C).

2. Mezcla todos los ingredientes en un tazón.

3. Llena moldes pequeños y hornea por 12-15 minutos.

Chips de Pepperoni

Ingredientes:

- 10 rebanadas de pepperoni

Instrucciones:

1. Precalienta el horno a 400°F (200°C).

2. Coloca las rebanadas de pepperoni en una bandeja y hornea por 8-10 minutos hasta que estén crujientes.

SMOOTHIES QUE NUTREN

Bebe salud. Vive claridad

Smoothies que nutren y enfocan

Más que una bebida, una decisión inteligente

Los smoothies bajos en carbohidratos son una forma práctica y deliciosa de nutrir el cuerpo sin caer en los excesos de azúcar que afectan tu energía, enfoque y salud metabólica. Cuando se preparan con ingredientes limpios —como vegetales verdes, grasas saludables y proteínas de calidad— se convierten en aliados poderosos para estabilizar la glucosa, mejorar la digestión y prolongar la saciedad.

En lugar de recurrir a jugos comerciales o bebidas llenas de azúcar, estas recetas te ofrecen nutrición real con intención. Son perfectas como desayuno ligero, merienda revitalizante o incluso como complemento después de entrenar.

Cada sorbo es una oportunidad de honrar tu cuerpo y mantener tu mente clara.

Smoothie Verde Energizante

Ingredientes:

- 2 tazas de espinaca fresca
- 1 aguacate maduro
- 2 tazas de leche de almendra sin azúcar
- 2 cucharaditas de mantequilla de almendra
- 1 pizca de canela o extracto de vainilla (opcional)
- Hielo al gusto

Preparación:

1. Licúa todos los ingredientes hasta obtener una textura cremosa y homogénea.
2. Sirve frío.
3. Puedes decorar con una hoja de menta para un toque refrescante.

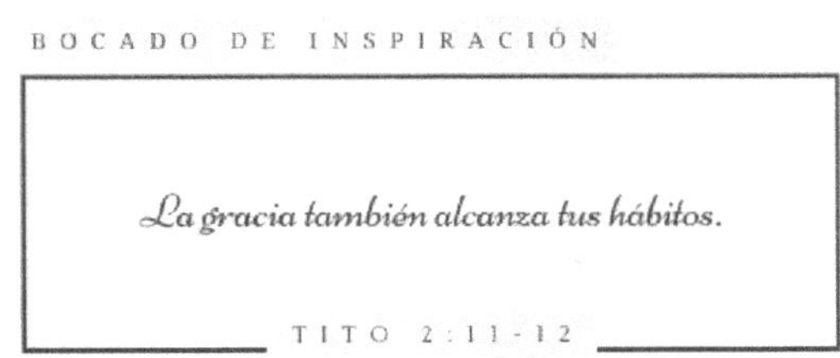

Smoothie de Cacao y Aguacate

Ingredientes:

- 2 tazas de leche de almendra sin azúcar
- 2 cucharadas de cacao en polvo sin azúcar
- 1 aguacate maduro
- 1 cucharadita de extracto de vainilla (opcional)
- Endulzante natural al gusto (stevia, monk fruit o dátiles)
- Hielo al gusto

Instrucciones:

1. Mezcla todos los ingredientes en la licuadora hasta lograr una textura sedosa.
2. Sirve con un toque de canela o cacao espolvoreado por encima.

Smoothie de Frutos Rojos y Chía

Ingredientes:

- taza de frutos rojos congelados (fresas, arándanos o frambuesas)
- cucharada de semillas de chía
- taza de leche de coco o almendra sin azúcar
- ½ taza de yogur griego natural sin azúcar
- Endulzante natural al gusto
- Hielo al gusto

Instrucciones:

1. Licúa todos los ingredientes hasta que la mezcla quede suave y cremosa.

2. Sirve frío y consume inmediatamente.

3. Agita antes de tomar si se asienta.

Smoothie Tropical Anti-inflammatorio

Ingredientes:

- ½ taza de piña congelada (opcional si toleras frutas dulces)
- ½ taza de pepino pelado
- ½ taza de leche de coco sin azúcar
- 1 cucharadita de cúrcuma en polvo
- 1 pizca de pimienta negra (activa la cúrcuma)
- Jugo de ½ limón
- Hielo al gusto

Instrucciones:

1. Licúa todo hasta integrar completamente.
2. Sirve frío.
3. Este smoothie es ideal para las mañanas o después del ejercicio.

Smoothie de Café y Proteína

Ingredientes:

- 1 taza de café frío o espresso
- 1 taza de leche de almendra sin azúcar
- 1 cucharada de proteína en polvo sin carbohidratos
- 1 cucharada de crema de coco o mantequilla de almendra
- Hielo al gusto

Instrucciones:

1. Coloca todos los ingredientes en la licuadora y mezcla hasta que quede uniforme.
2. Sirve como desayuno exprés o como merienda energética.
3. Puedes espolvorear canela o cacao por encima para un toque especial.

Smoothie Azul para la Memoria

Ingredientes:

- ½ taza de arándanos congelados
- 1 taza de coliflor cocida y enfriada (sí, no se siente el sabor)
- 1 taza de leche de coco o almendra sin azúcar
- 1 cucharada de semillas de lino o linaza molida
- 1 cucharadita de aceite de coco o MCT
- Endulzante natural al gusto
- Hielo al gusto

Preparación:

1. Licúa todos los ingredientes hasta obtener una mezcla cremosa.
2. Este smoothie es ideal para las mañanas en que necesitás concentración y claridad mental.
3. Puedes añadir un toque de canela o nuez moscada si lo deseas.

Smoothie Detox de Pepino y Limón

Ingredientes:

- 1 taza de pepino pelado y picado
- 1 taza de agua de coco o agua natural
- Jugo de 1 limón
- 5 hojas de menta fresca
- 1 cucharadita de semillas de chía (opcional)
- Endulzante al gusto (si lo necesitas)
- Hielo al gusto

Instrucciones:

1. Licúa todos los ingredientes hasta que queden bien integrados.
2. Sirve bien frío.
3. Es una opción refrescante para después de comer o al final de la tarde, ideal para reducir la inflamación y favorecer la digestión.

TRANSICIÓN, PREP MEAL & PLANIFICACIÓN

Prepararte es amarte

Consejos para transicionar a una vida más saludable

Empieza donde estás, con lo que tienes.

No necesitas tener todo perfecto para comenzar. Aprovecha lo que ya tienes en casa y ve 153ecision ajustes poco a poco.

Planifica, pero sé flexible.

La organización es clave, pero también lo es la 153ecisi contigo misma/o. Si un día no sale como esperabas, ¡no te rindas!

No te castigues, educate.

Si cometes un desliz, no lo veas como 153ecisi. Aprende de él, identifica qué lo provocó y vuelve al camino con 153ecisions153.

Ten siempre snacks saludables listos.

La improvisación con hambre es enemiga de tu enfoque.

Meriendas bajas en carbohidratos pueden salvarte de tomar malas 153ecisions.

Lee etiquetas.

El azúcar se esconde con muchos nombres. Conocer lo que comes te da poder.

No compares tu proceso.

Cada cuerpo es distinto. Lo que funciona para otros puede no ser lo ideal para ti. Escucha a tu cuerpo.

Toma agua con intención.

Muchas veces no es hambre, es deshidratación. Haz del agua una aliada diaria.

Celebra tus avances, no solo los resultados.

¿Comiste mejor esta semana? ¿Dormiste mejor? ¿Tuviste más energía? ¡Eso también cuenta!

Hazlo por amor, no por castigo.

No se trata de castigar tu cuerpo, sino de cuidarlo como el templo que es. Comer bien es una forma de honrar tu vida.

No estás sola/o.

Este libro es parte de una comunidad. Juntas/os estamos creciendo, aprendiendo y enfocándonos. Y yo, Ive, estoy celebrando cada paso contigo.

Planifica tu Enfoque

Cómo Hacer Prep Meals que Ahorran Tiempo y Decisiones

Una de las razones más comunes por las que terminamos comiendo mal no es la falta de conocimiento, sino la falta de preparación. El hambre llega sin aviso, y cuando no hay opciones listas, decidimos desde el impulso, no desde la intención.

Y aquí es donde entra el poder del prep meal. Cocinar con anticipación no solo te ahorra tiempo y dinero, también te protege de ti misma en esos momentos en que estás agotada, apurada o simplemente hambrienta. Planificar lo que vas a comer te permite elegir con claridad y cuidado antes de que la emoción o el cansancio hablen por ti.

Un cuerpo bien nutrido es un cuerpo que puede enfocarse. Y un plan bien armado es una herramienta para evitar el caos y caminar en propósito.

¿Por qué hacer prep meals?

Ahorras dinero al comprar solo lo necesario y evitar compras impulsivas.

Evitas el desperdicio porque usas lo que tienes de forma estratégica.

Comes mejor porque las decisiones las tomaste con la cabeza fría y no con el estómago vacío.

Tienes más tiempo libre entre semana.

Reduces el estrés de pensar qué vas a comer todos los días.

 El hambre toma decisiones por ti... si tú no las tomas antes

Estudios en psicología del comportamiento han demostrado que cuando el cuerpo está en estado de hambre, los niveles de cortisol aumentan, la corteza prefrontal (área del cerebro encargada de la planificación y el autocontrol) se ve afectada, y el impulso domina la razón. Este fenómeno se conoce como "agotamiento del ego" o "decision fatigue".

Un estudio publicado en PNAS (Proceedings of the National Academy of Sciences, 2011) evidenció que jueces israelíes otorgaban más libertad condicional al inicio del día o después de un descanso, y menos decisiones favorables cuando tenían hambre o fatiga mental. Aunque no se trata de comida directamente, muestra cómo el cuerpo afectado por el cansancio o la falta de glucosa tiende a tomar decisiones más rígidas, impulsivas o automáticas.

Otro estudio publicado en Appetite Journal (2014) concluyó que las personas que sienten hambre intensa tienden a elegir alimentos más calóricos, ricos en azúcares y grasas, incluso si inicialmente habían expresado preferencia por opciones saludables.

¿La lección? Si no decides tú antes, el hambre decidirá por ti… y casi nunca elige lo que más te conviene.

Este ejemplo te ayudará a seleccionar con intención los ingredientes ideales para tus prep meals y vivir 5 días con más salud y claridad.

Tabla de Prep Meal Semanal Sencillo
(Para 5 Días)

Categoría	Preparar el domingo
Proteínas	Cocinar 2-3 tipos: pollo, carne molida, huevos duros
Verduras cocidas	Saltear o asar espinaca, brócoli, pimientos, calabacín
Verduras crudas	Picar lechuga, zanahoria, pepino, tomate cherry
Grasas saludables	Dividir porciones de aguacate, frutos secos, aceite
Bases low carb	Coliflor arrozada, zucchini noodles, puré de coliflor
Snacks preparados	Yogur griego, huevos hervidos, queso en lascas
Aderezos/caldos	Hacer un aderezo casero o caldo de huesos

Guía de Compras Inteligentes

Come con intención. Compra con propósito.

Planificar tus compras es el primer paso para alimentarte mejor, ahorrar dinero y mantenerte enfocada en tus metas. Aquí tienes una lista estructurada por grupos para facilitar tu meal prep, evitar el desperdicio y asegurar variedad nutritiva en tu semana.

Aquí una lista para tus compras:

Proteínas limpias y versátiles

- Pechuga o muslos de pollo
- Carne molida (res o pavo)
- Huevos
- Atún o salmón en agua (enlatado)
- Filetes de pescado blanco (tilapia, bacalao)
- Jamón, pavo o roast beef sin azúcar añadido
- Yogur griego natural sin azúcar
- Tofu firme o tempeh (opcional)

Tip: Cocina varias porciones y congela en recipientes individuales.

Vegetales bajos en carbohidratos

- Espinaca, kale, acelga
- Brócoli, coliflor, coles de Bruselas
- Calabacín (zucchini), pepino
- Pimientos de colores
- Apio, cebolla, ajo
- Lechuga romana, repollo morado o verde
- Espárragos, champiñones

Tip: Compra frescos para 3-4 días y complementa con vegetales congelados sin aditivos.

Grasas saludables y funcionales

- Aguacates
- Aceite de oliva extra virgen
- Aceite de coco o MCT
- Mantequilla de almendra o maní (sin azúcar ni aceites añadidos)
- Nueces, almendras, nueces pecanas
- Semillas de chía, linaza, calabaza o girasol

Tip: Almacena las nueces en la nevera para conservar sus grasas saludables.

Frutas bajas en azúcar

(en porciones controladas)

- Fresas, arándanos, frambuesas
- Limón y lima
- Coco rallado sin azúcar
- Aguacate (sí, es una fruta)

Tip: Úsalas como toppings o en smoothies. Prefiere congeladas sin azúcar añadido.

Básicos de despensa

- Harina de almendras o de coco
- Leche vegetal sin azúcar (almendra, coco, anacardo)
- Cacao en polvo sin azúcar
- Caldo de pollo o vegetales bajo en sodio
- Salsa de soya baja en sodio o aminoácidos de coco
- Endulzantes naturales: stevia, monk fruit, eritritol
- Vinagre de manzana, mostaza, especias y hierbas secas
- Sofrito natural (congelado o deshidratado, sin sal añadida)

Tip: Lee las etiquetas. ¡Muchos productos "saludables" esconden azúcares añadidos!

Productos congelados útiles

- Vegetales mixtos sin almidón
- Coliflor arrozada o espiralizada
- Filetes de pescado o mariscos
- Berries congeladas para smoothies
- Hierbas frescas congeladas (cilantro, albahaca, perejil

Azúcar escondida en los alimentos

¿Sabías que el azúcar puede esconderse bajo otros nombres?

Muchos productos "saludables" contienen azúcar disfrazada con términos técnicos o nombres más naturales. Estas práctica nos confunde y puede sabotear nuestro camino hacia una alimentación baja en carbohidratos.

Conocer estos nombres te dará poder al momento de leer etiquetas y tomar decisiones más conscientes para tu salud, enfoque y bienestar.

Recuerda: no todo lo que suena natural es realmente bueno para tu cuerpo.

Nombres comunes de azúcar en las etiquetas:

Azúcares refinados directos:

- Azúcar (sugar)
- Azúcar morena (brown sugar)
- Azúcar de caña (cane sugar)
- Azúcar invertido (inverted sugar)
- Azúcar turbinado

Azúcar de remolacha Jarabes y siropes:

- Jarabe de maíz (corn syrup)
- Jarabe de maíz de alta fructosa (high-fructose corn syrup/ HFCS)
- Jarabe de arce (maple syrup)
- Jarabe de arroz (rice syrup)
- Jarabe de malta (malt syrup)
- Siropes (syrup) de sabores: caramelo, chocolate, fresa

Fructosa y sus derivados:

- Fructosa
- Concentrado de jugo de frutas (fruit juice concentrate)
- Jugo de fruta evaporado (evaporated cane juice)
- Néctar de agave (agave nectar)
- Néctar de coco

Otros nombres técnicos:

- Dextrosa
- Maltosa
- Glucosa
- Sacarosa
- Lactosa (azúcar natural de la leche)
- Maltodextrina (¡muy común en snacks "fitness"!)
- Galactosa

Tip importante para ti:

Si ves más de un tipo de azúcar en la lista de ingredientes, incluso en pequeña cantidad, ¡cuidado! El producto puede tener un alto índice glucémico, aunque diga "sin azúcar añadida".

Lista de Sustituciones Fáciles

Una alimentación consciente no se trata de perfección, sino de intención. En el camino de comer mejor, muchas veces nos detenemos porque nos falta un ingrediente, no sabemos con qué
reemplazarlo, o sentimos que si no seguimos la receta al pie de la letra, "ya no vale".

Pero no tiene por qué ser así.

La flexibilidad es clave para la constancia.
Esta lista nace para ayudarte a seguir avanzando, aunque tu despensa no sea perfecta. Porque no se trata de tenerlo todo, sino de hacer lo mejor con lo que tienes. Cada sustituto aquí propuesto está pensado para mantener el equilibrio nutricional de tus comidas sin perder sabor ni propósito. Cuando tienes opciones, no te detienes.

Cuando entiendes el por qué de tus decisiones, no te desanimas. Cuando comes con enfoque, no comes por impulso.

Así que guarda esta guía como aliada. Úsala cada vez que sientas que te estás quedando sin recursos o sin ideas. Recuerda: comer con intención no es rigidez, es libertad con dirección. Consejos prácticos:

- No te frustres. La flexibilidad es parte del éxito sostenible.

- Ajusta los líquidos. Si usas un ingrediente más seco o espeso, añade más líquido a tu receta.

- Confía en tu paladar. Las sustituciones también te permiten descubrir nuevos sabores.

Sustitutos fáciles

Si no tienes...	Usa en su lugar...
Harina de almendras	Harina de coco (reduce la cantidad a 1/3 y añade 1 huevo extra)
Harina de coco	Harina de linaza molida o mezcla de semillas
Leche de almendra sin azúcar	Leche de coco ligera, leche de anacardo, agua + mantequilla de nuez
Yogur griego	Queso cottage, kéfir natural o crema agria sin azúcar
Aguacate	Yogur griego o crema de coco (para smoothies o cremosidad)
Huevo	1 cucharada de linaza molida + 3 cucharadas de agua (dejar reposar 5 min)
Mantequilla de almendra/maní	Tahini, mantequilla de girasol o de anacardo
Coliflor	Calabacín rallado, brócoli picado fino o repollo
Espinaca	Kale (sin tallos), acelga o mezcla de lechugas
Carne molida	Pollo molido, pavo molido o lentejas cocidas (para versiones vegetarianas)
Pan low carb	Hojas de lechuga, col, o wraps de huevo

Azúcar o miel	Stevia, monk fruit, o eritritol
Mayonesa	Yogur griego natural o puré de aguacate
Queso crema	Requesón o ricotta batida
Pasta o arroz	Zoodles (calabacín en espiral), arroz de coliflor o tiras de repollo salteado
Sofrito fresco	Sofrito deshidratado o mezcla rápida de cebolla, ajo, pimientos y cilantro picados
Papas	Rutabaga, Chayote, Jícama
Leche	Leche de almendra, de coco, walnuts

Preguntas frecuentes:

1. ¿Y si quiero arroz o pan?

No tienes que renunciar para siempre, pero puedes hacer sustituciones más inteligentes como arroz de coliflor o pan bajo en carbohidratos. Si decides comer una porción pequeña de arroz integral o pan de masa madre, acompáñalo con muchas verduras y proteínas para evitar picos de azúcar.

2. ¿Puedo comer frutas?

Sí, pero con moderación. Prioriza las frutas bajas en azúcar como fresas, arándanos, frambuesas, limón y coco. Evita jugos y frutas secas, que concentran mucho azúcar en poca cantidad.

3. ¿Qué pasa si un día fallo?

No fallaste, simplemente hiciste una elección. Este no es un camino de perfección, sino de consciencia. Vuelve al enfoque sin culpa y sigue caminando. Cada comida es una nueva oportunidad.

4. ¿Puedo hacer esto si mi familia no come igual?

¡Sí! Puedes preparar una base común (proteínas y vegetales) y añadir los carbohidratos aparte para quienes los deseen. Poco a poco, verán los beneficios en ti y quizás se animen a intentarlo.

5. ¿Me tengo que obsesionar con contar carbohidratos?

No. Si comes alimentos reales, sin procesar y enfocados en vegetales, grasas saludables y proteínas limpias, estarás reduciendo los carbohidratos naturalmente. Lo importante es la calidad, no la obsesión.

6. ¿Cuánto tiempo toma notar resultados?

Muchas personas sienten más energía, mejor digestión y menos antojos en la primera semana. Otros tardan más. Cada cuerpo es único. Sé paciente contigo misma/o y observa con amor el proceso.

7. ¿Qué hago si tengo ansiedad por dulce?

Prueba uno de los smoothies, toma agua con limón, camina, ora o respira profundo. Muchas veces el antojo es más emocional que físico. Recuerda tu por qué y busca reconectar contigo.

8. ¿Qué puedo llevar si salgo de casa?

Un puñado de nueces, huevos hervidos, barritas low carb caseras o incluso un smoothie en termo. Prepararte es una forma de cuidarte. No improvises con hambre.

9. ¿Puedo hacer esto en premenopausia o menopausia?

¡Sí, y es recomendable! Reducir carbohidratos ayuda a estabilizar hormonas, reducir inflamación y evitar los altibajos de energía tan comunes en esta etapa.

10.¿Esto es una dieta?

No. Es un cambio de enfoque. Es una forma de comer con intención, de hacer las paces con tu cuerpo, y de tomar decisiones que te acerquen a la salud integral que mereces.

Conclusión

No es solo lo que comes, es cómo eliges vivir.

Has llegado al final de este recorrido de 30 días, pero en realidad estás comenzando algo mucho más profundo: una vida con más conciencia, más energía y más enfoque.

Este libro no es una dieta. Es una guía para despertar tu intención. Para ayudarte a recordar que tu cuerpo no es un proyecto fallido, sino un templo lleno de potencial.

Cada decisión que tomas cada desayuno balanceado, cada cena ligera, cada smoothie lleno de vida es una forma de reconectar con tu propósito, tu salud y tu bienestar mental y espiritual.

Reducir el azúcar no se trata solo de lo que dejas fuera, sino de todo lo que ganas: claridad, paz, vitalidad, dominio propio, y una mente más despierta para vivir el llamado que Dios puso en ti.

"El dominio propio es más que fuerza de voluntad: es fruto del
Espíritu."
(Gálatas 5:22-23)

Si llegaste hasta aquí, quiero que sepas esto:

- Tú puedes.
- Tu mente puede renovarse.
- Tu cuerpo puede sanar.
- Tu enfoque puede fortalecerse.
- Y no estás sola/o. Estoy contigo, celebrando cada paso.

Sigue el camino con amor, sin perfección, pero con dirección.

Con cariño,

Agradecimientos

A mi esposo **Fran**, gracias...

Por leer este libro más veces de lo que cualquiera imaginaría.
Por cuidar cada palabra conmigo, asegurando de que todo
fuera claro, útil y posible.
Por tu paciencia cuando yo perdía la mía.
Por tu apoyo cuando sentía que no podía más. Por
probar cada receta, incluso las que no salieron como
esperábamos.
Y por recordarme cada día que este proyecto tenía valor, porque
nacía del amor.

Este libro también es tuyo.

A **Gladys**, mami, gracias por ser esa voz suave pero firme que
siempre me empujó hacia adelante.
Por darme ánimo cuando parecía imposible seguir, y por
recordarme, con fe, que lo que nace con propósito
siempre llega a su tiempo. Para ti, que decidiste cambiar
tu alimentación para estar con nosotros más tiempo.

Este libro, es nuestro bebe, casi un año de trabajo.
Un año de dudas, ideas, ajustes y recetas.
Pero también un año sostenido por el amor, la familia y la fe y
sobre todo por Dios quien me llamó a escribir.

Gracias por estar ahí. Siempre.

Sobre la autora

Ivelisse Adorno, conocida como Chef Ive Adorno, una Boricua en Ohio, hija de Dios, esposa, autora, coach certificada, neuroteóloga y conferencista y emprendedora cristiana, apasionada por la transformación integral del ser humano. En el año 2020, tras contagiarse de COVID-19, enfrentó una crisis de salud que casi le cuesta la vida. Lo que siguió fue una intensa batalla contra la ansiedad severa, la niebla mental y el agotamiento físico y espiritual.

Ese fue el comienzo de un proceso profundo de reconstrucción: de su salud, su fe, su mente... y de su propósito. Con la ayuda de Dios y una fuerte decisión de sanar, comenzó a estudiar una maestría en neuroteología, descubriendo cómo la fe, la alimentación y el pensamiento intencional pueden activar la sanidad y el enfoque que el cuerpo y el alma necesitan.

Este libro no es solo un recetario; es parte de su testimonio. Una guía para quienes desean alimentarse con intención, sanar desde adentro y redescubrir el enfoque perdido entre el cansancio y el azúcar.

Ha publicado varios libros, incluyendo el exitoso recetario de "Mis recetas favoritas de quinoa" , "Nutre tu cuerpo y tu cerebro" y el devocional "Mujeres de negocios, mujeres de fe." También dirige Kitvi Editorial, LLC su casa editorial cristiana, apoya a mujeres emprendedoras como coach, y lidera la agencia de viajes Ruta 333 Travel, demostrando que una vida plena sí es posible.

¿Te gustó este libro? ¡Hay más para ti!

Gracias por dejarme acompañarte en este recorrido hacia una alimentación con propósito. Si este libro te inspiró, estoy segura de que también disfrutarás otros títulos que he escrito con el mismo corazón y enfoque integral en mente, cuerpo y espíritu:

- **Quinoa con sazón boricua**

  Recetas fáciles, sabrosas y saludables que celebran nuestras raíces con un toque moderno.

- **Nutre tu cerebro y tu cuerpo**

  Recetas fáciles, que te ayuda a reconectar con tu cuerpo, establecer nuevos hábitos y avanzar con amor propio y claridad.

- **Mujeres de negocios, mujeres de fe**

  Un devocional poderoso para empresarias que desean caminar con Dios en cada decisión.

Si alguno de estos títulos resuena contigo, puedes encontrarlos en Amazon bajo mi nombre o en:
www.iveadorno.com

GRACIAS POR LEER

Menos Azúcar, Más Enfoque

¡Gracias por llegar hasta aquí! Si completaste este recorrido de 30 días, celebramos contigo. Este libro fue escrito con amor, intención y propósito... y ahora también lleva tu historia.

¿Te ayudó este libro?

Tu experiencia puede inspirar a otros. Si fue de bendición para ti, por favor:

Déjanos una reseña honesta en Amazon

Tu voz ayuda a que más personas descubran este recurso.

Gracias especiales

A ti, lector/a, por confiar.

Y a todos los que siguen caminando hacia una vida más saludable, más clara y con propósito: ¡gracias por inspirarnos!